人體的150個
特效穴位

讓你一看就懂、一學就會 的對症按摩

吳中朝 醫師◎主編

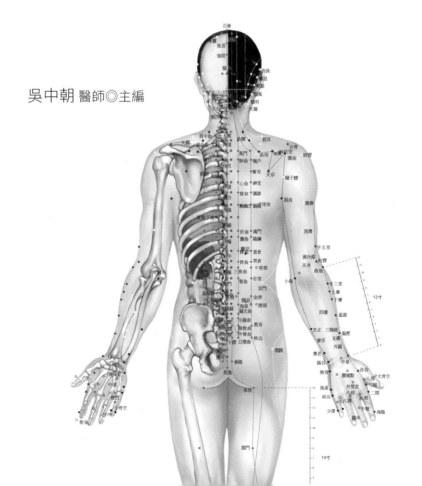

前言

經常聽到養生節目裡提到合谷穴、足三里穴和湧泉穴，要怎麼找到正確的穴位呢？它們有什麼作用？又該如何使用呢？

近期身體狀況不好，總是耳鳴、面部麻木，又不想看醫生，按摩哪些穴位可以緩解呢？

聽說用手把玩核桃也能養生治病，是真的嗎？

常按摩三陰交穴好處很多，但為什麼孕婦不能按摩呢？

這些跟穴位相關的知識都能在本書中找到答案。

本書不同於市面上的穴位書，有些只講取穴方法，或是只講按摩方法，而本書不僅有精準定位和快速取穴的方法，還有按摩、艾灸、拔罐、刮痧等多種穴位使用方法，只要一個穴位就能緩解頭痛、感冒、高血壓、糖尿病等所引起的不適症狀，不僅方便，而且療效好。

按穴位不僅可以治病還能幫助救命，招人中穴治昏迷，按勞宮穴降血壓，掌握這些救命穴在危急時刻也許真的能救人。

根據穴位特點，給出穴位使用小妙招，用梳子刺激頭維穴，用乒乓球刺激湧泉穴，連平時常吃的核桃都能用來按摩穴位，穴位養生治病其實就在生活的點滴之中。

按穴位也是有禁忌的，孕婦不能按三陰交穴；百會穴不能重力按壓；四神聰穴不能拔火罐。掌握這些禁忌才能更加放心地使用穴位。

隨書附贈標準經絡穴位掛圖，可帶在身上，隨時隨地都可以使用。

目 錄

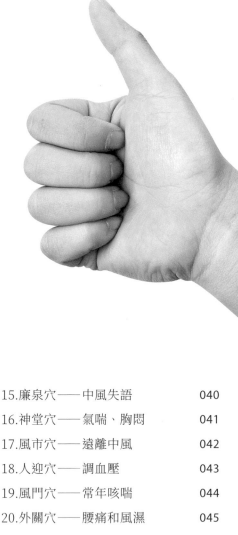

預備篇

經絡穴位，人體自帶治病良藥　　010

不出錯的找穴方法　　011

一學就會的按摩手法　　016

哪些情況不能按摩　　019

應用篇

教你8大救命穴！關鍵時刻能保命　　023

1.勞宮穴──降血壓　　024

2.合谷穴──消炎鎮痛　　025

3.三陰交穴──三條陰經氣血的交會處　　026

4.足三里穴──天然營養補品　　027

5.水溝穴──人體急救　　028

6.至陽穴──急性胃痛　　029

7.百會穴──長命百歲保健穴　　030

8.陽陵泉穴──口苦口乾　　031

對付中老年常見病的22個特效穴位　　033

9.頭維穴──臉部痙攣　　034

10.巨髎穴──面神經麻痺　　035

11.水突穴──慢性咽炎　　036

12.缺盆穴──咳嗽、喘息　　037

13.扶突穴──甲狀腺腫大　　038

14.聽會穴──耳鳴耳聾　　039

15.廉泉穴──中風失語　　040

16.神堂穴──氣喘、胸悶　　041

17.風市穴──遠離中風　　042

18.人迎穴──調血壓　　043

19.風門穴──常年咳喘　　044

20.外關穴──腰痛和風濕　　045

21.養老穴──晚年體健　　046

22.地機穴──改善胰島素分泌　　047

23.曲池穴──上肢癱麻　　048

24.郄門穴──心絞痛　　049

25.魚際穴──哮喘　　050

26.中瀆穴──消除膽結石　　051

27.懸鐘穴──降血壓　　052

28.維道穴──四肢水腫　　053

29.解溪穴──腦供血不足　　054

30.陷谷穴──理氣止胃痛　　055

驅趕小病小痛的22個特效穴位 057

31.印堂穴——提神醒腦 058

32.魚腰穴——目脹酸痛 059

33.迎香穴——鼻炎 060

34.四白穴——各種眼疾 061

35.風池穴——疏風散寒治感冒 062

36.風府穴——感冒 063

37.四神聰穴——偏頭痛 064

38.章門穴——腹脹 065

39.水分穴——腹痛、腹瀉 066

40.中脘穴——胃痛 067

41.天樞穴——腹瀉、便祕 068

42.中極穴——尿頻、尿痛 069

43.身柱穴——咳嗽、氣喘 070

44.長強穴——便祕、痔瘡 071

45.天井穴——淋巴結核 072

46.小海穴——貧血、暈眩 073

47.列缺穴——發熱、頭痛 074

48.大陵穴——腕關節麻木 075

49.少商穴——預防感冒 076

50.前谷穴——瀉火、治口瘡 077

51.衝陽穴——除腹脹、增食慾 078

52.厲兌穴——快速止吐 079

對付骨骼肌肉疼痛的18個特效穴位 081

53.肩髎穴——肩臂痛 082

54.肩井穴——落枕、肩痛 083

55.肩髃穴——肩周痛 084

56.肩貞穴——肩周炎 085

57.天髎穴——頸項強直疼痛 086

58.通里穴——肘臂腫痛 087

59.後溪穴——頸椎腰椎病 088

60.陽溪穴——頭痛、牙痛 089

61.中渚穴——頸肩背痛 090

62.大腸俞穴——風濕腰痛 091

63.環跳穴——腰痛 092

64.承扶穴——腰腿痛 093

65.伏兔穴——膝冷、腰胯疼 094

66.委中穴——即刻緩解腰背痛 095

67.陰陵泉穴——下肢痿軟 096

68.犢鼻穴——膝關節炎 097

69.承山穴——腿腳抽筋 098

70.崑崙穴——腳踝痛、腰背痛 099

滋養五臟六腑的14個特效穴位   101

71.心俞穴──養心安神   102

72.內關穴──守護心神   103

73.肺俞穴──哮喘病   104

74.太淵穴──宣肺益氣   105

75.肝俞穴──清肝明目   106

76.太衝穴──清肝火、消怒氣   107

77.膽俞穴──養膽護體   108

78.日月穴──膽疾   109

79.脾俞穴──食慾不振   110

80.太白穴──健脾化濕   111

81.胃俞穴──養胃和胃   112

82.梁丘穴──胃痛   113

83.腎俞穴──護腎強腎   114

84.京門穴──補腎   115

改善亞健康的20個特效穴位   117

85.瞳子髎穴──目赤眼花   118

86.下關穴──牙痛、耳鳴   119

87.大椎穴──感冒清熱   120

88.陶道穴──愉悅身心   121

89.神道穴──心絞痛   122

90.三焦俞穴──增食慾   123

91.石關穴──脾胃虛寒   124

92.天突穴──聲音嘶啞   125

93.大橫穴──防治營養過剩   126

94.曲澤穴──長期胸悶、心慌   127

95.支溝穴──排除體內毒素   128

96.陰郄穴──盜汗、驚悸   129

97.間使穴──治呃逆   130

98.中衝穴──補益肝腎   131

99.少衝穴──保養心臟   132

100.豐隆穴──除濕化痰   133

101.公孫穴──胸腹疾患   134

102.丘墟穴──提神醒腦   135

103.行間穴──目赤與頭痛   136

104.內庭穴──清理口腔炎症   137

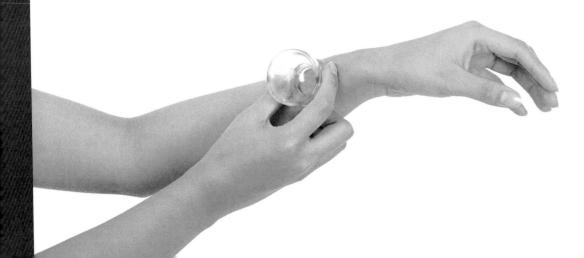

呵護女性的12個特效穴位 139

105.陽白穴——抬頭紋 140

106.承泣穴——黑眼圈 141

107.地倉穴——口周皺紋 142

108.顴髎穴——色斑粉刺 143

109.頰車穴——面部皺紋 144

110.鳩尾穴——皮膚乾燥 145

111.交信穴——調經養血止崩漏 146

112.足臨泣穴——呵護女性乳房 147

113.照海穴——月經不順 148

114.少府穴——外陰瘙癢 149

115.少澤穴——通乳 150

116.陽池穴——手腳寒冷 151

關愛男性的14個特效穴位 153

117.關元穴——固精養元 154

118.神闕穴——睡前常按補虧虛 155

119.命門穴——強腰膝、補腎氣 156

120.氣海俞穴——提高性致、除腰痛 157

121.腰陽關穴——遺精、陽痿 158

122.殷門穴——強健腰腿 159

123.陰谷穴——遺尿、遺精 160

124.復溜穴——手足多汗、四肢乏力 161

125.漏谷穴——前列腺疾病 162

126.足五里穴——通利小便 163

127.箕門穴——遠離難言之癢 164

128.中封穴——保養精血 165

129.太溪穴——補腎氣、處百病 166

130.商陽穴——強精壯陽 167

強壯孩子的12個特效穴位 169

131.開天門——精神不振 170

132.揉印堂——外感發熱 170

133.揉天心——安神醒腦 171

134.推坎宮——明目護眼 171

135.推六腑——緩解寶寶便祕 172

136.推三關——風寒感冒 172

137.推大橫紋——消食導滯 173

138.推大腸經——清利濕熱 173

139.補腎經——補先天之不足 174

140.清心經——清熱瀉火 174

141.推肝經——平肝瀉火 175

142.揉板門——消化食積 175

四季養生的8個特效穴位 177

143.太陽穴——腦神經調節 178

144.神門穴——安神固本 179

145.湧泉穴——人體生命之源 180

146.聽宮穴——耳聾、耳鳴 181

147.睛明穴——讓眼睛明亮 182

148.膻中穴——寬胸理氣除心煩 183

149.氣海穴——任脈之補虛要穴 184

150.血海穴——滋陰養血 185

附錄 常見病症特效穴按摩 186

預備篇

經絡穴位，人體自帶治病良藥

經絡是人體氣血運行的「交通圖」

經絡，即人體氣血運行的通道。其中，大的、縱的、主幹條的，稱之為「經」；小的、橫的、支線的，則稱之為「絡」；兩者相合統稱為「經絡」。正是由於經絡「內屬於臟腑，外絡於肢節」，有連貫全身的功能，才使人體形成了一個有機的、不可分割的整體。因此，中醫歷來有「經脈者，所以決生死、處百病、調虛實，不可不通」的說法。

經絡主要包括經脈和絡脈，經脈有十二經脈、奇經八脈以及附屬於十二經脈的十二經別、十二經筋、十二皮部；絡脈包括十五絡脈和難以計數的浮絡、孫絡等。經絡彼此連接、相互聯繫，將人體的四肢百骸、五臟六腑聯絡起來。人體通過經絡系統調節氣血陰陽，使機體保持相對平衡。

穴位是治療人體疾病的「關鍵點」

如果說經絡是氣血運行傳輸的通道，是一條條的線，那麼，穴位就是氣血停留彙聚的地方所形成的一個個的點。人體的健康與疾病，通常都會通過其相對應的穴位做出一定程度的反應和提示。例如，背部心俞穴、肺俞穴處若發生劇烈疼痛，則往往提示胸腔器官存在心肺或其他相關疾病的可能，這就是與中醫的經絡穴位有關。

穴位按摩療法是指通過各種肢體動作，尤其是手指產生的一種力學刺激。對穴位進行按摩時，被刺激的部位因受到神經反射的影響，不僅局部組織的血液迴圈和新陳代謝會明顯加快，還會使皮膚、肌肉的溫度增高、營養狀況得到改善，增強身體的抗病能力。

按摩療法不僅在防止疾病、維持身體健康方面具有一定的作用，而且在調節情緒、心理和精神狀態方面，更具有明顯的效果。

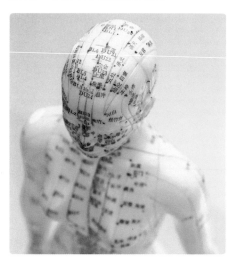

不出錯的找穴方法

　　對穴位進行按摩，要想達到預期的良好效果，那麼取穴一定要準確。下面這幾種常見的取穴方法，不僅方便易行，且準確度高。以此為依據，可以讓你輕鬆找對穴位。

手指同身寸定位法

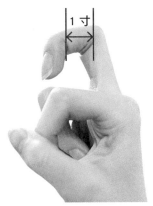
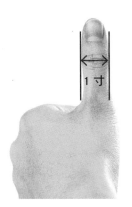
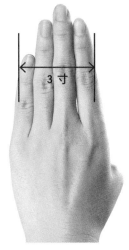

中指同身寸：以中指中節彎曲時內側兩端紋頭之間的距離長度為1寸。

拇指同身寸：以自己拇指指關節的橫向寬度為1寸。

橫指同身寸：將自己的食指、中指、無名指、小指併攏，以中指中節橫紋處為標準，四指的寬度為3寸。

簡易取穴定位法

　　簡易取穴定位法是臨床上常用的一種簡便易行的取穴方法，雖然不適用所有穴位，但是操作方法簡便，容易記憶。

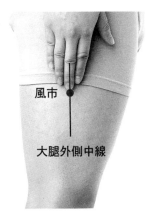
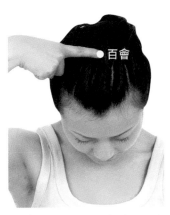
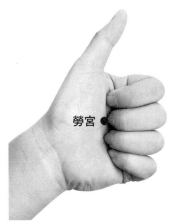

風市穴：立正，大腿外側中指指端所指處即是。

百會穴：兩耳尖直上連線的中點即是。

勞宮穴：半握拳，中指指尖壓在掌心的第1橫紋處即是。

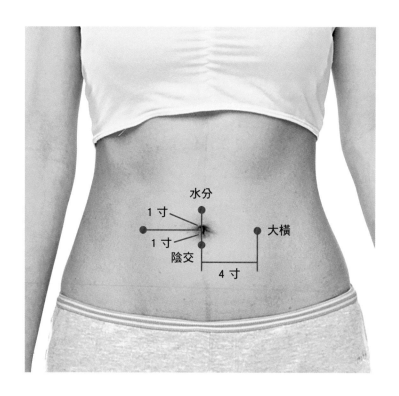

體表標誌定位法

這是根據人體體表標誌而取定穴位的方法。人體體表標誌，可分為固定標誌和活動標誌兩種。

固定標誌，是指不受人體活動影響而固定不移的標誌，比如五官輪廓、指（趾）甲等。以肚臍為標誌，其上 1 寸是水分穴，其下 1 寸是陰交穴，左右旁開 4 寸是大橫穴。

活動標誌，是指利用關節、肌肉、皮膚等隨意活動而出現的孔隙、凹陷、皺紋等作為取穴的標誌。如讓手掌五指在同一平面，拇指與其餘四指成 90°，拇指根部兩個肌腱間的凹陷處就是陽溪穴。

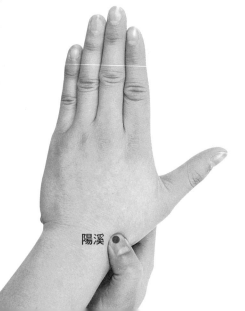

全身常用骨度分寸定位法

　　骨度分寸定位是指將全身各部以骨節為主要標誌，規定其長短，並依其比例折算作為定穴的標準。此種方法，不論男女老少、高矮胖瘦都適用，解決了在不同人身上定穴的難題。

骨度折量定位表

部位	起止點	骨度(寸)	度量
頭面部	前髮際正中至後髮際正中	12	直寸
	眉間（印堂）至前髮際正中	3	直寸
	前兩額頭角（頭維）之間	9	橫寸
	耳後兩乳突間	9	橫寸
胸腹脅部	胸骨上窩（天突）至胸劍聯合中點（歧骨）	9	直寸
	胸劍聯合中點（歧骨）至臍中（神闕）	8	直寸
	臍中（神闕）至恥骨聯合上緣（曲骨）	5	直寸
	兩乳頭之間	8	橫寸
	腋窩頂點至第11肋骨游離端	12	直寸
	兩肩胛骨喙突內側緣（近脊柱側）之間	12	橫寸
背腰部	肩胛骨內緣（近脊柱側）至後正中線	3	橫寸
上肢部	腋前紋頭至肘橫紋（平尺骨鷹嘴）	9	直寸
	肘橫紋（平尺骨鷹嘴）至腕掌（背）側遠端橫紋	12	直寸
下肢部	恥骨聯合上緣至髕底	18	直寸
	脛骨內側髁下方（陰陵泉）至內踝尖	13	直寸
	股骨大轉子至膕橫紋	19	直寸
	臀溝至膕橫紋	14	直寸
	膕橫紋到外踝尖	16	直寸
	內踝尖至足底	3	直寸

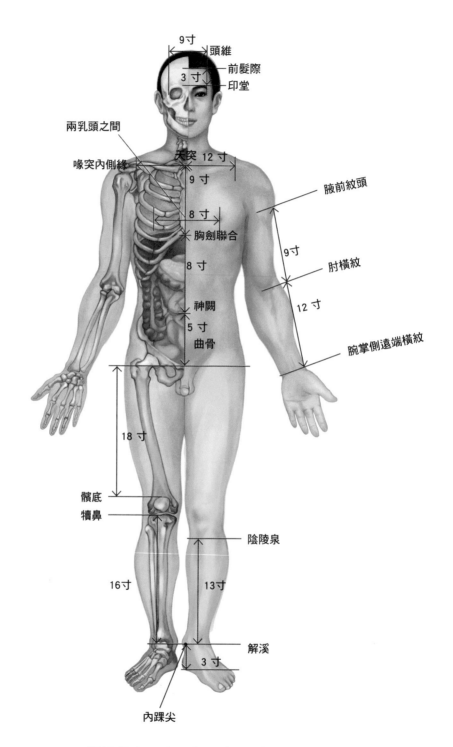

常用骨度分寸示意圖（正面）

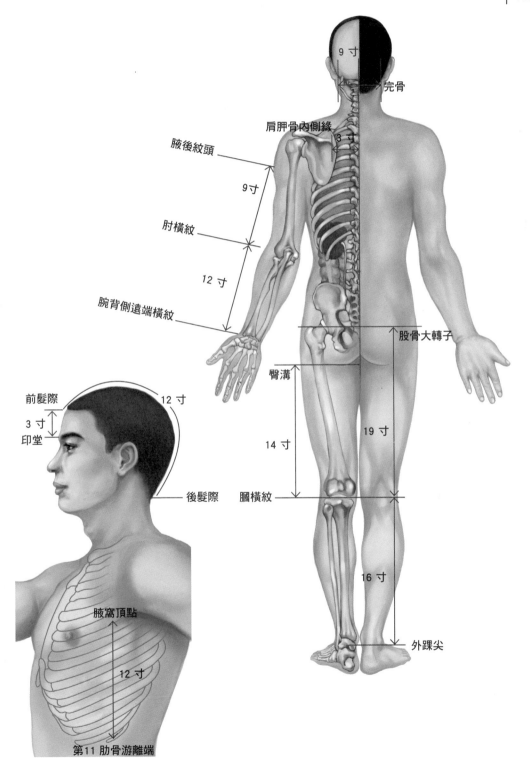

9寸

完骨

肩胛骨內側緣

腋後紋頭

3寸

9寸

肘橫紋

12寸

腕背側遠端橫紋

股骨大轉子

臀溝

19寸

14寸

前髮際

12寸

3寸
印堂

後髮際

膕橫紋

16寸

腋窩頂點

12寸

第11肋骨游離端

外踝尖

常用骨度分寸示意圖（背面和側面）

一學就會的按摩手法

點法

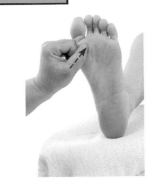

指點法：手握空拳，拇指伸直緊貼食指，以拇指指端著力於施術部位或穴位，持續點壓。力量由輕到重，達最大力時停留，並重複。

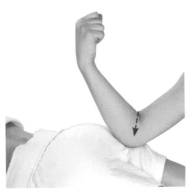

肘點法：用肘尖著力於施術部位或穴位上。通過上半身的重力，進行持續點壓。

按法

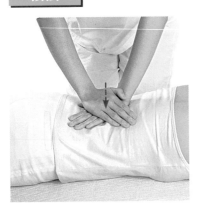

分指按和掌按兩種。用手指或手掌面著力於施術部位或穴位上，做垂直的按壓，停留片刻，然後慢慢鬆開，再做重複按壓。

動作要平穩，不可用力過猛或突然用力。骨質疏鬆者不宜使用。

摩法

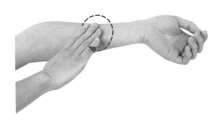

以手指或手掌在皮膚上做迴旋性摩動，稱為摩法。其中以指面摩動的稱指摩法，用掌面摩動的稱掌摩法。

推法

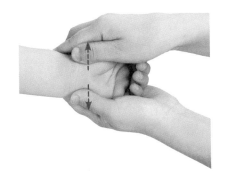

以手指或手掌貼緊皮膚，然後以按而送之的按摩方法作直線推動。動作不宜過快過猛，撒手時動作宜緩如抽絲。

拿法

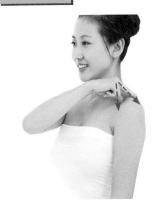

用拇指與食指、中指相對應，捏住某一部位或穴位，逐漸合力內收，並做持續性的上提動作。

擦法

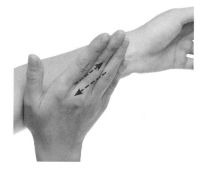

用手掌緊貼皮膚，並稍微用力下壓，做上下或左右的來回直線運動，擦時可以用掌擦，也可以用大、小魚際擦。

揉法

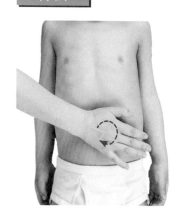

用手指或手掌在局部組織做輕柔、和緩的迴旋揉動。揉法可促進肌肉和皮下脂肪的新陳代謝。

拍擊法

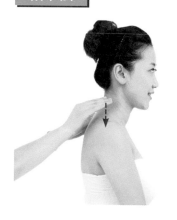

可單手或雙手輕輕拍擊體表經絡或穴位，以促進血液循環、舒展筋骨，還可快速緩解疲勞。

哪些情況不能按摩

不可忽略的細節

　　按摩前，施術者必須先洗淨雙手，以保持手指的清潔和溫暖；指甲應修磨圓鈍，並解除有礙按摩的物品（如戒指），以免損傷皮膚。按摩時的室內溫度要適宜，一般在20~25℃為宜，以免患者受寒著涼，引發疾病。

　　按摩時，可根據按摩時間的不同，選擇不同手法及經絡路線。例如，清晨按摩，主要是喚醒機體組織，刺激的力道可稍稍輕微一些，選擇穴位的範圍可小一些；而晚間按摩，則要促進體內代謝產物的排泄，讓疲勞的肌肉得到恢復，刺激的力道可稍重一些，選擇穴位的範圍可擴大一些。

　　按摩時，手法一般應輕柔舒適，切不可粗暴。特別是眼睛周圍部位，只要輕輕觸壓即可；皮膚鬆弛者，可採取輕輕拍擊的手法。

　　按摩時，以皮膚微熱為標準；為了增強皮膚的潤滑度，可在局部塗抹些按摩霜或油脂，以促進按摩效果或吸收按摩所產生的熱量，防止因溫度過高造成皮膚的傷害。

以下情形不宜按摩

- 有急、慢性傳染病，如麻疹、結核、脊髓灰質炎等。
- 有骨科疾病，如骨折、關節脫位、骨腫瘤等。
- 有嚴重心臟、肝臟、腎臟疾病的患者。
- 患有惡性腫瘤、嚴重貧血，或久病體弱、極度虛弱的人。
- 患血小板減少性紫癜，或過敏性紫癜、血友病的患者。
- 患較大面積的皮膚疾病，或潰瘍性皮炎的患者。
- 女性在月經期、妊娠期，某些特殊部位不可隨意按壓。
- 劇烈運動後、飲酒後、高熱時不宜按摩。

晚上睡前按摩足部的力道可以稍重一些。

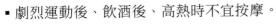

應用篇

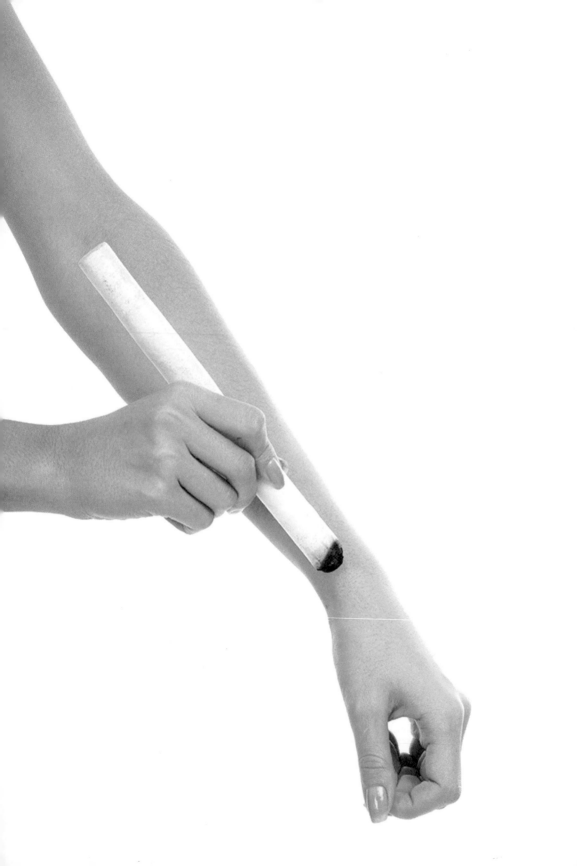

教你8大救命穴！
關鍵時刻能保命

身邊有人急病發作時，常常因為手邊沒有藥物或者距離醫院太遠而焦急萬分，有時只能眼睜睜地看著病情惡化下去。其實按壓穴位也能急救，請牢記以下8大救命穴，能解燃眉之急。

1. 勞宮穴——降血壓

勞宮穴的診治範圍，不是心火亢盛引起的口臭等口腔炎症，就是心神不安導致的精神異常，或者是心脈痹阻造成的心前區悶痛。總之萬變不離其宗，皆圍繞一個心字。

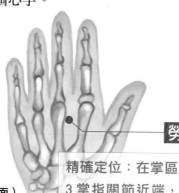

勞宮

（手掌面）

勞宮

精確定位：在掌區，橫平第 3 掌指關節近端，第 2、第 3 掌骨之間偏於第 3 掌骨。

快速取穴：握拳屈指，中指指尖所指掌心處，按壓有酸痛感處，即是勞宮穴。

穴位功效

勞宮穴是治療人體心臟疾病的主要穴位之一，有清心瀉火的作用，它主要治療心火過盛引起的疾病，如精神煩躁、心痛、口舌生瘡、口臭等。

一穴多用

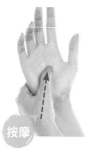

按摩

以一手拇指反復按壓另一手勞宮穴，能快速緩解疲勞症狀。

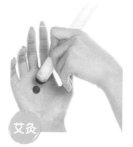

艾灸

用艾條溫和灸 5~20 分鐘，每天 1 次，可用於治療吐血、便血。

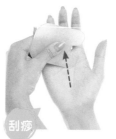

刮痧

從手指近端向遠端刮拭 3~5 分鐘，隔天 1 次，可用於治療癲狂、富貴手。

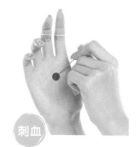

刺血

用三菱針在勞宮點刺放血 1~2 毫升，可治療中暑昏迷。

2. 合谷穴──消炎鎮痛

合谷穴是大腸穴經氣的聚居之地,臟腑中肺與大腸相表裡,
經絡中手足陽明經兩脈連貫,因而合谷穴既可解肺主管之表,
又能治療胃腸屬下之里,治療病種多不勝數。

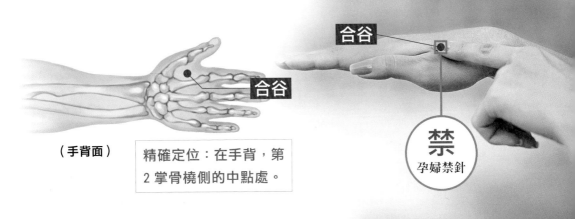

合谷

合谷

（手背面）

精確定位:在手背,第2掌骨橈側的中點處。

禁
孕婦禁針

穴位功效

　　合谷穴即虎口,是人體六大養生要穴之一。本穴有解表退熱、理氣止痛、活血調腸、調理汗液的作用,最善於調理大腸經的病變,可以補虛瀉實,治療胃痛、腹痛、腸炎、痢疾等。

快速取穴:食指、拇指併攏,肌肉最高點處,即是合谷穴。

一穴多用

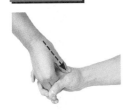

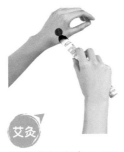

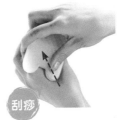

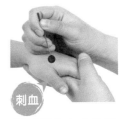

按摩
用拇指指腹按壓合谷穴,對胃腸疾病有很好的消炎鎮痛效果。

艾灸
用艾條溫和灸5~20分鐘,每天1次,可治療急性腹痛、頭痛。

刮痧
用平刮法刮拭合谷穴30~50次,可治療胃痛、腹痛。

刺血
用三菱針在合谷點刺放血1~2毫升,可治療痔瘡或便血。

3. 三陰交穴──三條陰經氣血的交會處

三陰交穴的功效非常特別，它可同時調補人體脾、肝、腎三臟，
健脾益氣、柔肝養血、益腎固本。尤其是對於女性，三陰交
穴的治療保健意義更為重大。

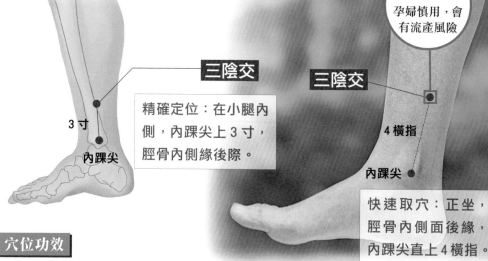

三陰交

3寸

內踝尖

精確定位：在小腿內
側，內踝尖上3寸，
脛骨內側緣後際。

禁

孕婦慎用，會
有流產風險

三陰交

4橫指

內踝尖

快速取穴：正坐，
脛骨內側面後緣，
內踝尖直上4橫指。

穴位功效

三陰交穴是婦科主穴，
對婦科疾病有很好治療效果，如經痛、月經不順、帶下、不孕、
產後惡露不盡等，都可以通過按摩三陰交穴來進行輔助治療。

一穴多用

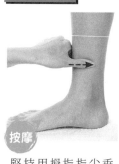

按摩

堅持用拇指指尖垂
直按壓三陰交穴，
能快速讓整個人變
得容光煥發。

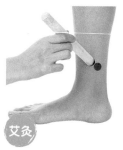

艾灸

用艾條溫和灸5~20
分鐘，每天1次，可
用於治療經痛、疝
氣、水腫等。

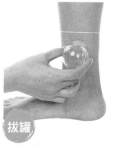

拔罐

用火罐留罐5~10分
鐘，隔天1次，可用
於治療下肢疼痛。

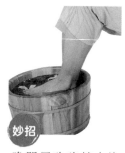

妙招

晚間用玫瑰花水泡
腳，水面一定要蓋過
三陰交穴，對改善經
痛有明顯效果。

4. 足三里穴——天然營養補品

足三里穴是中醫經穴治療中涉及範圍最廣的穴位之一。它能補能瀉，可寒可熱，不僅能夠疏經通絡、消積化滯、祛風除濕、瘦身減肥，而且還可以健脾和胃、益氣生血、防病保健、強身健體。

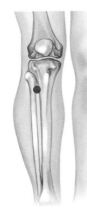

足三里

足三里

精確定位：在小腿前外側，髕骨與髕韌帶外側有一凹陷，直下 3 寸處。

穴位功效

足三里穴是諸多經穴中最具有養生保健價值的穴位之一。此穴對循環、消化、呼吸、免疫等各系統疾病的恢復都有積極作用，但以治療消化系統疾病療效最為顯著。

快速取穴：站位彎腰，同側手虎口圍住髕骨上外緣，其餘四指向下，中指指尖處，即是足三里穴。

一穴多用

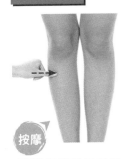

按摩

用拇指按壓足三里穴，每次按壓5~10分鐘，可以使胃腸功能得到改善。

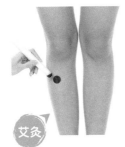

艾灸

用艾條溫和灸5~20分鐘，每天1次，可補氣培元，還可治療脾胃病、下肢痹痛。

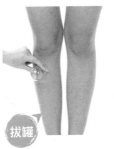

拔罐

用火罐留罐5~10分鐘，隔天1次，可用於治療腰腿酸痛、胃痛。

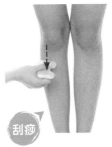

刮痧

從上向下刮拭3~5分鐘，隔天1次，可用於治療脾胃病，下肢痹痛。

5. 水溝穴——人體急救

水溝穴最大的特點是具有顯著的雙向調節作用，既能開竅醒腦，又可鎮靜寧神。按壓水溝穴，還可治療脊柱疾病，尤其是治療急性扭傷的效果頗佳。

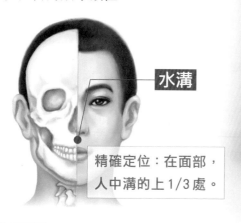

水溝

精確定位：在面部，人中溝的上1/3處。

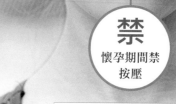

水溝

禁
懷孕期間禁按壓

快速取穴：面部人中溝上 1/3 處，按壓有酸脹感處，即是水溝穴。

穴位功效

人事不省之際，迅速針刺水溝穴，有起死回生的功效。這是因為刺激水溝穴可以升高血壓，而在緊要關頭升高血壓可以保證身體各個重要臟器的血液供應，維持生命活力。

一穴多用

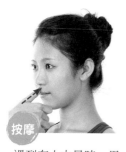

按摩

遇到有人中暑時，用拇指按壓患者的水溝穴，每分鐘按壓20次，每次持續1秒。

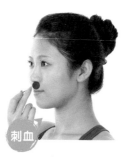

刺血

可用三菱針針刺水溝穴，每分鐘撚針20~40次，每次持續1秒。

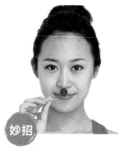

妙招

一些疾病突然發作時，如休克、暈厥、窒息、中暑等，都可以用牙籤點擊水溝穴。

6. 至陽穴——急性胃痛

至,到達;陽,陰陽之陽。本穴與橫膈平。經氣自此從膈下的陽中之陰到達膈上的陽中之陽。

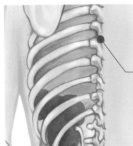

至陽

精確定位:在脊柱區,第7胸椎棘突下凹陷中,後正中線上。

至陽

肩胛骨下角水平連線

後正中線

穴位功效

至陽穴具有壯陽益氣的功效,主要用於治療胸脅脹痛、黃疸、腰脊疼痛、脊強等。

快速取穴:兩側肩胛骨下角水平連線與後正中線相交處椎體下緣凹陷處。

一穴多用

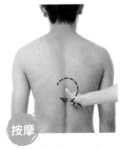

按摩

針對胃痙攣等急性胃痛,拇指指腹按揉兩三分鐘。

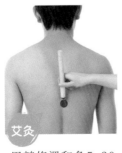

艾灸

用艾條溫和灸5~20分鐘,每天1次,可用於治療心悸、心律不整。

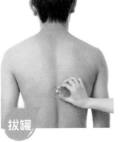

拔罐

用火罐留罐5~10分鐘,或連續走罐5分鐘,隔天1次,可用於治療背痛。

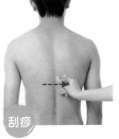

刮痧

用面刮法由內向外刮拭至陽穴30~50次,可用於治療腰脊疼痛。

7. 百會穴——長命百歲的保健穴

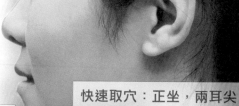

百會

屬督脈，「頭為諸陽之會」，百會穴又位於人體巔頂之上，是體內多條陽經和陽氣彙聚之處，所以平時按壓百會穴，能提升體內的陽氣，維持陰陽的平衡，有助於人的養生保健、疾病預防。急救時，按壓百會穴，則可平肝息風、清熱開竅，救人於危難。

禁
直接在頭髮
上拔火罐

百會

精確定位：在頭部，前髮際正中直上 5 寸。

快速取穴：正坐，兩耳尖與頭正中線相交處，按壓有凹陷處，即是百會穴。

穴位功效

百會穴既是長壽穴又是保健穴。它位居頭頂部，不僅對於調節身體的陰陽平衡起到重要作用，還是調節大腦功能的要穴，常用於頭昏頭痛、失眠、神經衰弱等疾病的治療。

一穴多用

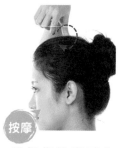

按摩

用拇指按摩百會穴，順、逆時針各 50 圈，每天兩三次。開慧增智、益壽延年。

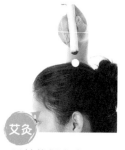

艾灸

用艾條溫和灸 5~10 分鐘，每天 1 次。堅持艾灸，可緩解失眠、頭痛。

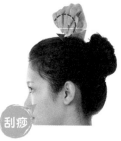

刮痧

用角刮法按揉百會穴 5~10 分鐘，每天 1 次。對頭昏、頭痛有效。

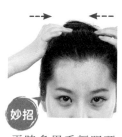

妙招

平時多用手輕叩頭部，尤其是百會穴，能起到保健、益壽延年的作用。

8. 陽陵泉穴——口苦口乾

中醫認為，人的情志除了心之外，還與肝膽密切相關，由於陽陵泉穴歸屬於膽經，所以情緒煩躁，抑鬱不緩，沉默寡言或因心理緊張而引起的血管神經性頭痛、偏頭痛等，都可取陽陵泉穴進行治療。

陽陵泉

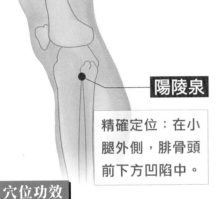

陽陵泉

精確定位：在小腿外側，腓骨頭前下方凹陷中。

快速取穴： 屈膝90°，膝關節外下方，腓骨小頭前下方凹陷處，即是陽陵泉穴。

穴位功效

陽陵泉穴歸屬於膽經，凡是膽腑病症，都可取陽陵泉穴來治療。此外，陽陵泉穴還有舒筋、壯筋、通絡的作用，是治療下肢疾病的要穴，如下肢痿弱無力、膝關節疼痛等。

一穴多用

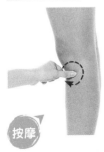

按摩

每天用拇指指腹按柔陽陵泉穴5~10分鐘，可有效緩解口苦口乾的症狀。

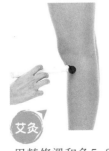

艾灸

用艾條溫和灸5~20分鐘，每天1次，可用於治療膝痛、下肢痿痛、嘔吐。

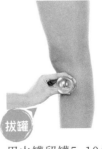

拔罐

用火罐留罐5~10分鐘，隔天1次，可用於治療膝痛、下肢痿痛、頭痛。

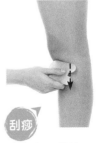

刮痧

從上向下刮拭3~5分鐘，隔天1次，可用於治療頭痛、黃疸、瘧疾、水腫等疾病。

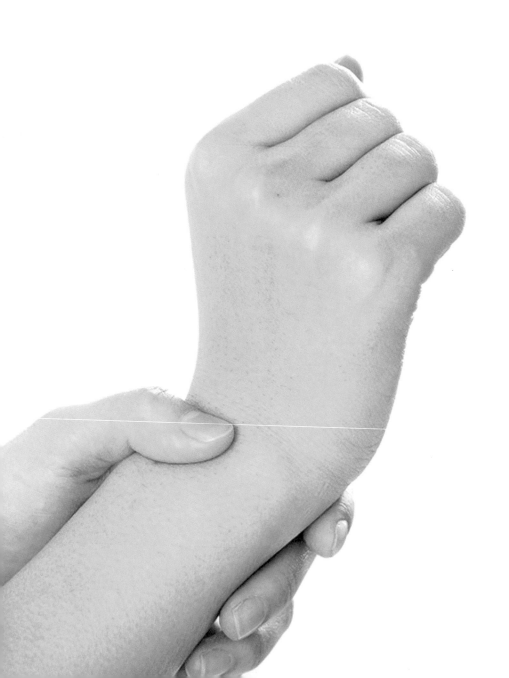

對付中老年常見病的 22個特效穴位

人到中年以後，各個臟腑器官代謝減慢，身體各項功能逐步退化，易導致高血壓、糖尿病、骨關節病等慢性疾病。人身體上有一些針對慢性疾病的特效穴位，如果長期堅持對其按摩，就能改善疾病症狀，提高生活品質、延年益壽。

9. 頭維穴 —— 臉部痙攣

頭維穴為足陽明胃經與足少陽膽經兩經相會之處，按照中醫「六腑以通為用」的理論，按壓此穴，既能解前額陽明之疾，又可除顳部少陽之病，既能用於養生保健、美容護膚，又能用於頭、面部疾病的治療。

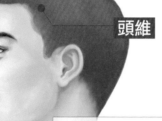

頭維

頭維

精確定位：在頭部，額角髮際直上 0.5 寸，頭正中線旁開 4.5 寸處。

禁
直接在頭髮上拔火罐

快速取穴：在額頭上，距額頭角 1 橫指處。

穴位功效

頭維穴為胃經向頭部輸送氣血之處，對頭部各項功能的正常運轉起著重要作用。按摩頭維穴可治療臉部痙攣、偏頭痛、目赤腫痛、視物不清等。

一穴多用

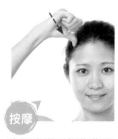

按摩
臉部痙攣用拇指指腹強壓頭維穴，每秒1次，重複10~20次，有酸脹感為宜。

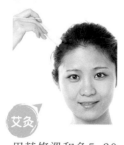

艾灸
用艾條溫和灸5~20分鐘，每天1次，可用於治療迎風流淚、視物不清等。

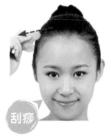

刮痧
用單角刮法刮拭頭維穴，對於濕熱導致的頭暈、頭痛等症有一定的調理作用。

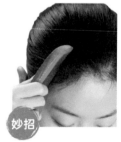

妙招
每天梳頭時，可用梳子刺激頭部的頭維穴，有提神醒腦的功效。

10. 巨髎穴——面神經麻痺

巨髎穴位於手足三陽經脈循行交會之處，與顴骨部有密切關係，故本穴為面神經麻痺臨床最有效的治療穴位。

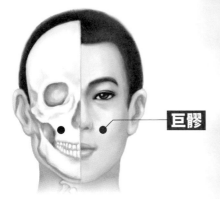

巨髎

精確定位：在面部，橫平鼻翼下緣，瞳孔直下。

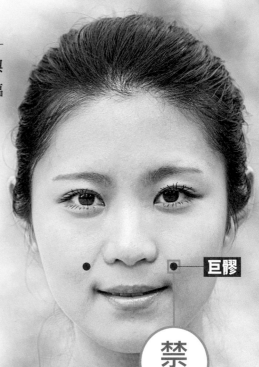

巨髎

禁
拔火罐

穴位功效

巨髎穴有清熱息風、明目退翳、通經活絡的功效，主治口眼喎斜、鼻衄、齒痛、面痛等症。

快速取穴：直視前方，沿瞳孔直下垂直線向下，與鼻翼下緣水平線交點凹陷處，即是巨髎穴。

一穴多用

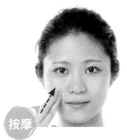

按摩

用中指指腹點按巨髎穴3~5分鐘，對面神經麻痺有很好的調理作用。

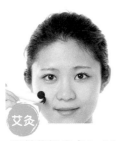

艾灸

用艾條溫和灸5~20分鐘，每天1次，可用於治療口眼喎斜、鼻衄等症。

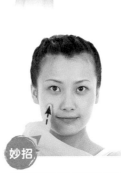

妙招

用拇指指腹推抹巨髎穴及其周圍30秒，長期堅持可改善皮膚鬆弛、膚色不勻、粉刺等症狀。

11. 水突穴——慢性咽炎

慢性咽炎常由急性咽炎演變而來，多由用嗓過度、菸酒刺激、熬夜等因素造成，按摩水突穴具有利咽寬喉、潤喉開音的作用。

精確定位：在頸部，橫平環狀軟骨，胸鎖乳突肌的前緣。

水突

人迎

水突

氣舍

快速取穴：先找到人迎穴，人迎穴直下，鎖骨上緣處是氣舍穴。兩者連線中點，即是水突穴。

穴位功效

水突穴有清熱利咽、降逆平喘、通經活絡的功效，主治呼吸喘鳴、咽喉腫痛、咳逆上氣、呃逆等症。

一穴多用

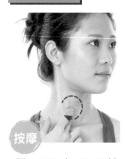

按摩

得了咽炎不用著急，每天用中指指腹按揉水突穴100次，手法要輕柔。

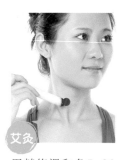

艾灸

用艾條溫和灸5~20分鐘，可用於治療咳嗽、氣喘、咽喉腫痛。

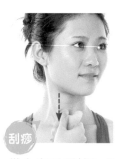

刮痧

從上向下刮拭3~5分鐘，隔天1次，能治療咽喉腫痛、呃逆。

12. 缺盆穴——咳嗽、喘息

缺盆穴感到腫脹，代表胃經氣血不能順利傳輸，就會阻塞在頭頸部位，嚴重時會有致命的危險。而通過按摩可使缺盆穴中鬱積之氣得以釋放，化險為夷。

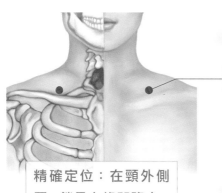

缺盆

缺盆

禁
孕婦禁針

精確定位：在頸外側區，鎖骨上緣凹陷中，前正中線旁開4寸。

快速取穴：正坐，乳中線直上鎖骨上方有一凹陷，凹陷中點按壓有酸脹感處，即是缺盆穴。

穴位功效

缺盆穴有寬胸利膈、止咳平喘、消腫止痛的功效，主治呼吸喘鳴、胸痛、咽喉腫痛等症。

一穴多用

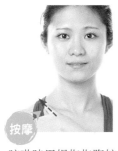

按摩

咳嗽時用拇指指腹按壓對側穴位，每次左右各按壓3分鐘，可有效緩解症狀。

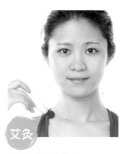

艾灸

用艾條溫和灸5~20分鐘，可用於治療咳嗽、氣喘、癭瘤、水腫。

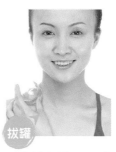

拔罐

用火罐留罐5~10分鐘，隔天1次，可用於治療胸痛、咽喉腫痛等症。

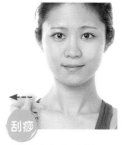

刮痧

沿骨骼方向刮拭3~5分鐘，隔天1次，可用於治療咳嗽、胸悶。

13. 扶突穴——甲狀腺腫大

扶突穴可理氣、化痰、止癢，促進體內代謝產物的降解與排泄。中醫認為，甲狀腺腫大多為痰濕積聚，阻滯經脈所致。按照肺與大腸表裡相屬，取手陽明經扶突穴，可清瀉痰濕與治療肺之疾。

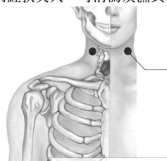

扶突

扶突

精確定位：在胸鎖乳突肌區，橫平喉結，胸鎖乳突肌的前、後緣中間。

快速取穴：頭微側，手指置於平喉結的胸鎖乳突肌肌腹中點，按壓有酸脹感處即是。

穴位功效

扶突穴能夠清潤肺氣、平喘止咳、理氣化痰，主治咳嗽、氣喘、咽喉腫痛、呃逆等症。

一穴多用

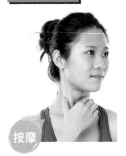

按摩

咽喉腫痛時，用一手兩指同時按壓穴位，每次按壓3分鐘，可以很快緩解症狀。

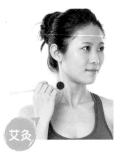

艾灸

用艾條溫和灸5~20分鐘，每天1次，可用於治療頸部疾病。

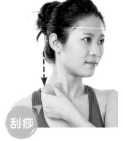

刮痧

從上向下刮拭3~5分鐘，隔天1次，可用於治療頸痛、咽痛、喉痺、呃逆。

14. 聽會穴──耳鳴耳聾

聽會穴在耳垂邊、貼著面頰的地方。有的人因歲數大了，耳聾、耳鳴，這是氣血聚集不到這裡而造成的。每天點按聽會穴，氣血就會重新彙集到耳朵，原本聽不清楚的聲音就能夠聽清楚了。

聽會

精確定位：在面部，耳屏間切跡與下頜骨髁突之間的凹陷中。

聽會

禁
刺激健側
的聽會穴

穴位功效

聽會穴有豁痰開竅、清熱止痛、祛風通絡的功效，主治頭痛、眩暈、下頜關節炎、口眼喎斜、耳鳴、耳聾等症。

快速取穴：正坐，耳屏下緣前方，張口有凹陷處，即是聽會穴。

一穴多用

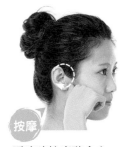

按摩

耳鳴時按摩聽會穴，用拇指指尖進行垂直按揉，每次5秒，直到症狀緩和為止。

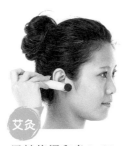

艾灸

用艾條溫和灸5~20分鐘，每天1次，可用於治療耳鳴、耳聾、下頜關節炎。

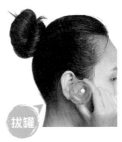

拔罐

用火罐留罐5~10分鐘，每天1次，可用於治療頭痛眩暈、口眼喎斜。

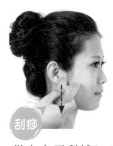

刮痧

從上向下刮拭3~5分鐘，隔天1次，可用於治療耳鳴、耳聾，口眼喎斜。

15. 廉泉穴——中風失語

長期被慢性咽炎、哮喘困擾或擔心中風的老年人，
不妨每天自行按摩廉泉穴 20~30 分鐘。長期堅持
有養生保健、抗衰延壽的作用。

精確定位：在頸前區，
喉結上方，舌骨上緣
凹陷中，前正中線上。

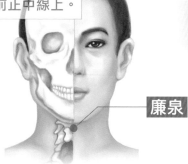

廉泉

廉泉

快速取穴：仰坐，從下巴沿
頸前正中線向下推，喉結上
方可觸及舌骨體，上緣中點
處，即是廉泉穴。

穴位功效

　　廉泉穴有開舌竅、通喉痹、利咽喉的
功效，主治舌下腫痛、舌強不語、暴瘖、
口舌生瘡等病症。

一穴多用

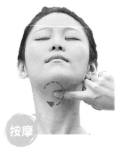

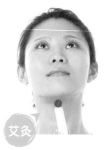

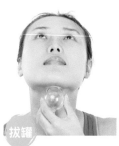

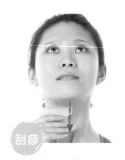

按摩

用食指指腹點揉廉
泉穴，用力要輕且
均勻。對中風失語
有較好療效。

艾灸

用艾條溫和灸
5~20分鐘，每天1
次，可用於治療聲
音嘶啞。

拔罐

用火罐留罐5~10分
鐘，每天1次，可用
於治療慢性咽炎。

刮痧

從上向下刮拭3~5分
鐘，隔天1次，可用
於治療言語不利、
扁桃體炎。

16. 神堂穴——氣喘、胸悶

經常刺激神堂穴，可以暢通氣血，調理肺、胃功能。對低血壓、心情煩躁也有很好的調理作用。

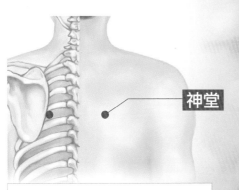

神堂

神堂

4 橫指

肩胛骨下角
水平連線

2 個椎體

後正中線

精確定位：在脊柱區，第 5 胸椎棘突下，後正中線旁開 3 寸。

穴位功效

神堂穴主治咳嗽、氣喘、胸悶、脊背強直等。按摩神堂穴有止咳平喘、理氣止痛、通經活絡的功效。

快速取穴：肩胛骨下角水平連線與脊柱相交椎體處，往上推 2 個椎體，下緣旁開 4 橫指處，即是神堂穴。

一穴多用

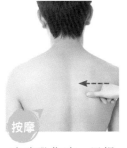

按摩

哮喘發作時，用拇指直接點壓該穴，堅持3~5鐘，可以很快緩解症狀。

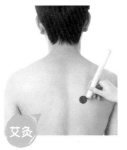

艾灸

用艾條溫和灸10~15分鐘，每天1次，可用於治療胸悶、氣喘等症。

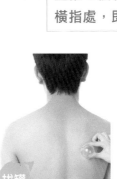

拔罐

用火罐留罐10~15分鐘，每天1次，可用於治療神經衰弱。

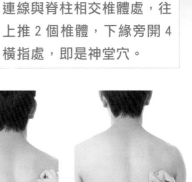

刮痧

從中間向外側刮拭3~5分鐘，隔天1次，可用於治療咳嗽、失眠、胸悶等疾病。

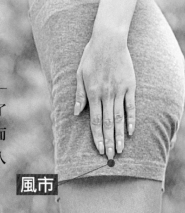

17. 風市穴 —— 遠離中風

敲膽經中最起作用的就是風市穴，當我們感覺累了的時候，敲一敲風市穴，馬上就會變得有精神，而且免疫功能也會迅速提高，因為風市穴最能把對人體有害的虛邪賊風拒之門外。

風市

精確定位：在股部，直立垂手，掌心貼於大腿時，中指指尖所指凹陷中，髂脛束後緣。

風市

快速取穴：直立垂手，手掌併攏伸直，中指指尖處，即是風市穴。

穴位功效

風市穴主治由風寒、風濕引起的各種疾病，按摩風市穴可以預防中風、半身不遂、下肢麻痺、全身瘙癢等。

一穴多用

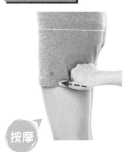

按摩

按摩風市穴可預防中風的發生。按摩時拇指指腹垂直下壓穴位。

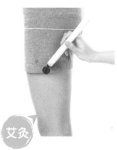

艾灸

用艾條溫和灸5~20分鐘，每天1次，可用於治療下肢痺痛、下肢偏癱。

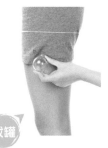

拔罐

用火罐留罐5~10分鐘，隔天1次，可用於治療下肢痺痛、瘙癢等症。

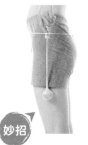

妙招

經常用按摩捶拍打風市穴，長期堅持可以提高人的免疫功能。

註：艾灸、拔罐應直接對準皮膚，此圖僅為示意。

18. 人迎穴——調血壓

人迎穴位於頸總動脈附近，它能通過相應的神經反射對人體的心血管功能進行調節。在按壓時，要隨時注意血壓和心率的變化，不可用力過度或按壓太久，否則會有生命危險。

精確定位：在頸部，橫平喉結，胸鎖乳突肌前緣，頸總動脈搏動處。

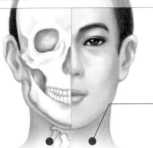

人迎

禁
拔火罐

人迎

快速取穴：在喉結旁邊一摸，有動脈在跳，這個地方即是。

穴位功效

人迎穴和腎、脾、肝、心、三焦、膽、小腸、衝脈、任脈等多條經脈相通，按摩人迎穴對和這些經絡有關的疾病有良好的治療效果。

一穴多用

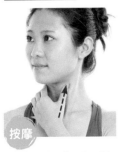

按摩

按摩人迎穴可以清咽利喉。用拇指指腹輕輕上下按壓人迎穴1~3分鐘。

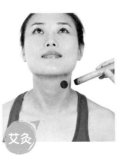

艾灸

用艾條溫和灸10~15分鐘，每天1次，可用於治療高血壓。

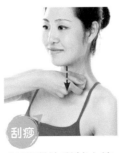

刮痧

以面刮法刮拭人迎穴5~10次，可以養護咽喉，改善咽喉不適。

19. 風門穴——常年咳喘

在現代疾病中，各種過敏性疾病日益增多，如急慢性濕疹、支氣管哮喘、過敏性鼻炎、皮膚瘙癢等，中醫認為這些都是風邪所致，宜取風門穴，有抗過敏、止癢的治療作用。

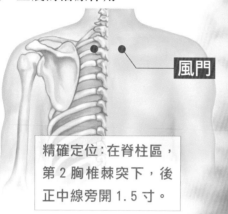

風門

椎骨高突

風門

2 個椎體

2 橫指

精確定位：在脊柱區，第 2 胸椎棘突下，後正中線旁開 1.5 寸。

快速取穴：低頭屈頸，頸背交界處椎骨高突向下推 2 個椎體，下緣旁開 2 橫指處，即是風門穴。

穴位功效

　　風門穴是中醫祛風最常用的穴位之一。按摩風門穴有宣通肺氣、調理氣機的作用，能夠有效治療各種風寒感冒、發熱、咳嗽、哮喘、支氣管炎等疾病。

一穴多用

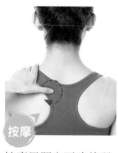

按摩

按摩風門穴可改善頸肩血液迴圈。舉手抬肘，用拇指指腹按揉此穴1~3分鐘。

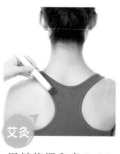

艾灸

用艾條溫和灸5~20分鐘，每天1次，可用於治療咳嗽、頭痛鼻塞。

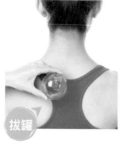

拔罐

用火罐留罐5~10分鐘，隔天1次，可用於治療肩背痛、頭痛、咳嗽等疾病。

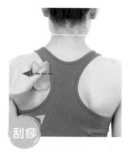

刮痧

從中間向外側刮拭3~5分鐘，隔天1次，可用於治療發熱、傷風等疾病。

註：艾灸、拔罐應直接對準皮膚，此圖僅為示意。

20. 外關穴 —— 腰痛和風濕

外關穴同內關穴一樣，也是人體中一個非常重要且常用的穴位。少陽經走的多是頭、頸、胸脅、四肢的側面部位，故凡是這些部位的疾病，都可取外關穴治療。

精確定位：在前臂後區，腕背側遠端橫紋上2寸，尺骨與橈骨間隙中點。

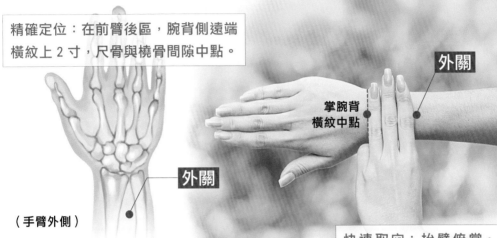

外關

掌腕背
橫紋中點

外關

（手臂外側）

快速取穴：抬臂俯掌，掌腕背橫紋中點直上3橫指，前臂兩骨頭之間的凹陷處，即是外關穴。

穴位功效

外關穴與內關穴位置內外相對，是治療人體外部疾病的關鍵穴位，如腰痛、手臂疼痛、偏頭痛、風濕等。這個穴位通過經絡與心相連，所以還有調理氣血的功效。

一穴多用

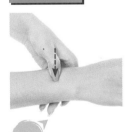

按摩

腰痛時，用拇指指腹點按此穴，以有酸脹感為度，會有很好的止痛效果。

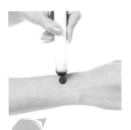

艾灸

用艾條溫和灸5~20分鐘，每天1次，可用於治療耳鳴、肩背痛等疾病。

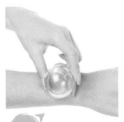

刮痧

用火罐留罐5~10分鐘，隔天1次，可用於治療前臂疼痛。

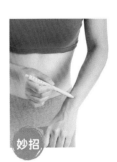

妙招

利用工作的空檔，用筆按壓外關穴，有消除手腕疲勞的功效。

21. 養老穴——晚年體健

養老穴對所有老年病都有治療作用，如高血壓、老年癡呆、頭昏眼花、耳聾、腰酸腿痛等。用現代醫學的話來說，就是能夠很好地改善身體的微循環。

精確定位：在前臂後區，腕背橫紋上 1 寸，尺骨頭橈側凹陷中。

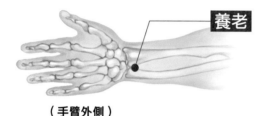

養老

（手臂外側）

養老

快速取穴：屈腕掌心向胸，沿小指側隆起高骨往橈側推，觸及一骨縫處即是。

穴位功效

養老穴是調治老年疾病的重要穴位。按摩此穴對老年人身體器官退化、衰老等各種疾病均有療效。

一穴多用

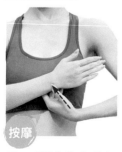

按摩

用一手拇指指尖垂直向下按壓另一手穴位1~3分鐘。長期堅持，能舒筋通絡。

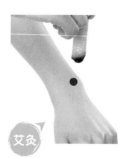

艾灸

用艾條溫和灸5~20分鐘，每天1次，可用於治療耳鳴、耳聾、視物模糊。

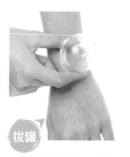

拔罐

用火罐留罐5~10分鐘，隔天1次，可用於治療前臂疼痛。

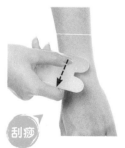

刮痧

從上向下刮拭3~5分鐘，隔天1次，可用於治療耳鳴、耳聾。

22. 地機穴——改善胰島素分泌

「地機」就是大地充滿生機的意思。因為脾屬土，土屬大地，而人體的後天之本都靠脾胃來供應，所以按揉地機穴可以增強整個脾胃的運化功能。

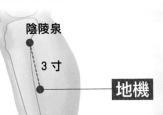

陰陵泉

3寸

地機

陰陵泉

←4橫指

地機

精確定位： 在小腿內側，脛骨內側髁下緣與脛骨內側緣之間的凹陷處為陰陵泉穴，其下3寸，脛骨內側緣後際。

穴位功效

地機穴對胰腺很有幫助，可以調節胰島素分泌，降低血糖，例如慢性胰腺炎、糖尿病都可以通過按摩地機穴來防治。

快速取穴： 陰陵泉穴直下4橫指處，即是地機穴。

一穴多用

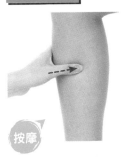

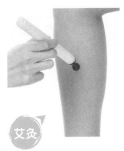

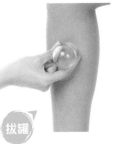

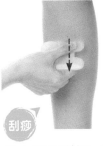

按摩
用拇指指腹垂直用力按壓，每天早、晚各揉按1次，每次1~3分鐘。

艾灸
用艾條溫和灸5~20分鐘，每天1次，可用於治療經痛、水腫等。

拔罐
用火罐留罐5~10分鐘，隔天1次，可用於治療下肢疼痛。

刮痧
從上向下刮拭3~分鐘，隔天1次，可用於治療腹痛、食慾缺乏。

23. 曲池穴——上肢癱麻

曲池穴排毒功能特別強。它不僅能將肺內與皮膚上的病邪迅速轉送至大腸，並排出體外，緩解皮膚的腫脹、瘙癢等症狀，還能把體內的各種過敏原清掃出去，抑制抗原與抗體之間發生免疫反應。

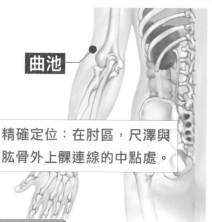

曲池

精確定位：在肘區，尺澤與肱骨外上髁連線的中點處。

曲池

快速取穴：把胳膊彎曲，肘橫紋靠近肘尖的部位，即是曲池穴。

穴位功效

　　曲池穴是大腸經五腧穴中的合穴，有清熱解毒作用，對大腸有熱、心情煩躁及咳嗽、哮喘等有一定的療效。還有舒筋利節的作用，是治上肢癱瘓的重要穴位。

一穴多用

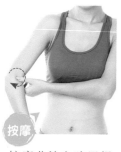

按摩
按摩曲池穴時用拇指指腹按揉穴位，長期按摩可改善上肢癱麻、哮喘。

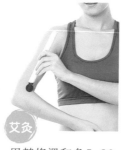

艾灸
用艾條溫和灸5~20分鐘，每天1次可用於治療肘痛、上肢痺痛。

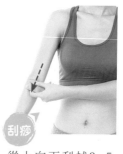

刮痧
從上向下刮拭3~5分鐘，隔天1次，可用於治療發熱、便祕、頭痛等疾病。

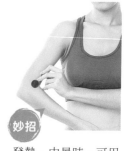

妙招
發熱、中暑時，可用牙籤刺激曲池穴，能起到退熱、祛暑、止痛的功效。

24. 郄門穴──心絞痛的應急穴

治心病首先得治血，而治血的重點在於經氣運行的調整。古人在手厥陰心包經上既設郄門，又設內關，其良苦用心可見一斑。它們雖是數個小小穴位，但輕輕一壓、一針、一灸、一按，卻攸關性命，意義深遠。

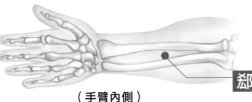

（手臂內側）

郄門

精確定位：在前臂前區，腕掌側遠端橫紋上 5 寸，掌長肌肌腱與橈側腕屈肌肌腱之間。

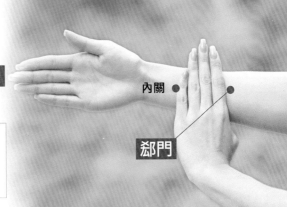

內關

郄門

快速取穴：從腕橫紋向上量 3 橫指，兩條索狀筋之間是內關穴，再向上 4 橫指處，即是郄門穴。

穴位功效

作為心包經經氣出入的門戶，郄門穴的地位尤為重要，它有明顯的寧心安神、通絡止血的作用。可治胸痛、胸膜炎、癲證、神經衰弱、乳腺炎、心悸、心動過速、心絞痛等症。

一穴多用

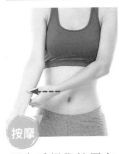

按摩

用左手拇指按壓右手郄門穴，長期堅持可緩解心絞痛。

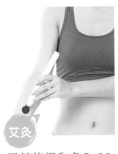

艾灸

用艾條溫和灸5~20分鐘，每天1次可用於治療心悸、心動過速等。

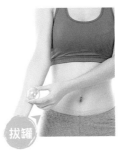

拔罐

用火罐留罐5~10分鐘，隔天1次，可用於治療健忘症。

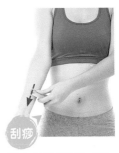

刮痧

從上向下刮拭3~5分鐘，隔天1次，可用於治療心悸、心絞痛等疾病。

25. 魚際穴——哮喘

魚際穴作為手太陰肺經的滎穴，以肺內疾病作為治療重點。治療時，可根據病情的需要，分別選擇指壓、針灸、按摩等方法。

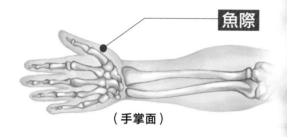

魚際

（手掌面）

魚際

精確定位：在手外側，第 1 掌骨橈側中點赤白肉際處。

快速取穴：手外側，第 1 掌骨橈側中點赤白肉際處即是。

穴位功效

魚際清肺瀉火的功效非常強，具有解表、利咽、化痰的功效，用於治療各種肺熱證。對感冒發熱、咽喉腫痛、打噴嚏等感冒初期症狀有很好的療效。

一穴多用

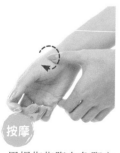

按摩

用拇指指腹在魚際穴處用力向下按壓，左右各按揉3~5分鐘，可緩解哮喘。

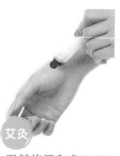

艾灸

用艾條溫和灸5~20分鐘，每天1次，可用於治療牙痛。

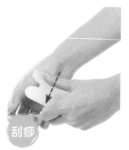

刮痧

從手掌向手指方向刮拭3~5分鐘，隔天1次，可用於治療咳嗽、咯血、咽痛。

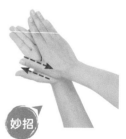

妙招

平時沒事可以將雙手的魚際穴相互搓揉，可以預防咳嗽。

26. 中瀆穴——消除膽結石

「中瀆」,從字面意思看,就是中焦(包括脾、胃、肝、膽)容易堵塞瘀滯的臭水溝,就是指膽囊和膽管。所以中瀆穴是治療膽結石、膽囊炎及膽絞痛的要穴。

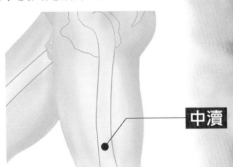

中瀆

風市

3橫指

中瀆

精確定位:在股部,膕橫紋上5寸,股外側肌與股二頭肌之間凹陷處。

穴位功效

　　膽囊中如果膽汁流通不暢,就會嘴苦、兩肋脹痛、頭脹、乳房脹痛,有些人甚至出現膽結石、膽囊炎等症。中瀆穴就是能疏通瘀阻的一個要穴。

快速取穴:直立垂手,手掌併攏伸直,中指指尖處是風市穴,直下3橫指,即是中瀆穴。

一穴多用

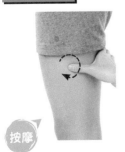

按摩

每天堅持用拇指按揉此穴,每次1~3分鐘,就可緩解膽結石、膽囊炎等症狀。

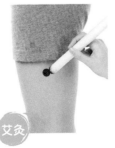

艾灸

用艾條溫和灸5~20分鐘,每天1次,可用於治療乳房脹痛。

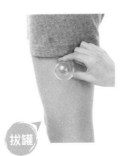

拔罐

用火罐留罐5~10分鐘,隔天1次,可用於治療膽囊炎。

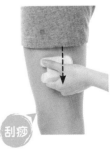

刮痧

從上向下刮拭3~5分鐘,隔天1次,可用於治療下肢痿痛、偏癱。

27. 懸鐘穴——降血壓

如果高血壓患者低壓值偏高，就可以取懸鐘穴來進行治療。懸鐘穴專管人體骨髓的彙集，「髓生血」，所以這個穴位疏通經絡、行氣活血的功能特別強，堪稱人體天生的降壓大藥。

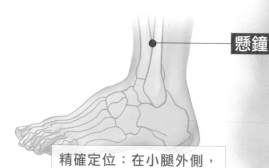

懸鐘

快速取穴：外踝尖直上 4 橫指處，腓骨前緣處，即是懸鐘穴。

懸鐘

4 橫指

外踝尖

精確定位：在小腿外側，外踝尖上 3 寸，腓骨前緣。

穴位功效

懸鐘穴有利咽消腫、化瘀止血、通經活絡的功效，主治頸項僵硬、半身不遂、筋骨攣痛、頭暈、失眠、耳鳴、高血壓。

一穴多用

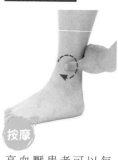

按摩

高血壓患者可以每天用拇指指腹按揉此穴，每次15分鐘，以有酸脹感為宜。

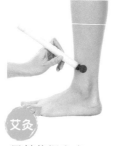

艾灸

用艾條溫和灸5~20分鐘，每天1次，可用於治療下肢痿痛、失眠、耳鳴。

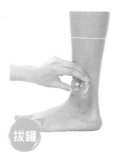

拔罐

用火罐留罐5~10分鐘，隔天1次，可用於治療下肢痿痛、頸項強痛。

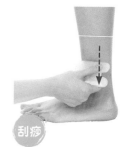

刮痧

從上向下刮拭3~5分鐘，隔天1次，可用於治療高血壓、失眠等症。

28. 維道穴——四肢水腫

維道穴是足少陽膽經和帶脈的交會穴，因此對帶脈主治的腰部和下肢疾病、生殖系統疾病也有很好療效。

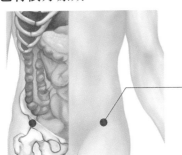

維道

精確定位：在下腹部，髂前上棘內下0.5寸。

快速取穴：在腹股溝上，五樞穴前下0.5寸處。

0.5寸

五樞

0.5寸

維道

穴位功效

維道穴有健脾和胃、利水消腫、緩解疼痛的功效，可有效治療四肢浮腫、腰背疼痛、腰肌勞損、下肢癱瘓、膝關節炎等慢性病症。

一穴多用

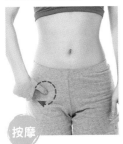

按摩

用拇指指腹按揉維道穴，可消除四肢水腫。

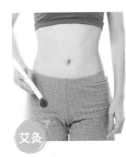

艾灸

用艾條溫和灸5~20分鐘，每天1次，可用於治療月經不順、疝氣、水腫等。

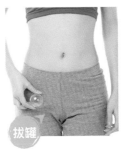

拔罐

用火罐留罐5~10分鐘，隔天1次，可用於治療疝氣、少腹痛。

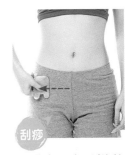

刮痧

從從中間向兩側刮拭3~5分鐘，隔天1次，可用於治療月經不順。

註：艾灸、拔罐應直接對準皮膚，此圖僅為示意。

29. 解溪穴——腦供血不足

解溪穴作為足陽明胃經的經穴，若取此穴進行治療，不管是指壓、針灸、按摩，主要針對的是腸胃消化系統，或者是足陽明胃經所經過部位的一些疾病。

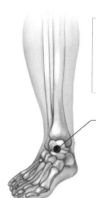

精確定位：在踝區，踝關節前面中央凹陷中，長伸肌腱與趾長伸肌腱之間。

解溪

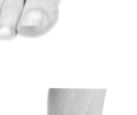

解溪

快速取穴：足背與小腿交界處的橫紋中央凹陷處，位於足背兩條肌腱之間，即是解溪穴。

穴位功效

作為足陽明胃經上的重要穴位之一，按摩解溪穴可以強壯內臟器官，提高消化系統功能，促進血液迴圈，改善腦供血不足的狀況。

一穴多用

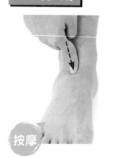

按摩

經常用食指指腹按壓解溪穴，可健胃、益腦。

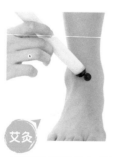

艾灸

用艾條溫和灸5~20分鐘，每天1次，可用於治療頭痛、腹脹。

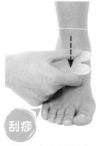

刮痧

從上向下刮拭3~5分鐘，隔天1次，可用於治療便祕、暈眩。

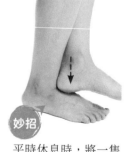

妙招

平時休息時，將一隻腳放置於另一隻腳的解溪穴上，適度按壓，雙腳輪換進行。

30. 陷谷穴——理氣止胃痛

按摩陷谷穴，可以調理脾胃功能，對胃、腸、腎等都有很好的保健作用，尤其適合體虛之人。

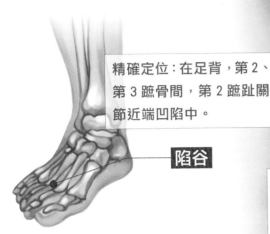

精確定位：在足背，第2、第3蹠骨間，第2蹠趾關節近端凹陷中。

陷谷

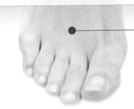

快速取穴：足背第2、第3蹠骨結合部前方凹陷，按壓有酸脹感處，即是陷谷穴。

陷谷

穴位功效

陷谷穴主治胃炎、胃下垂、腸炎、結膜炎等，按摩陷谷穴有清熱解表、和胃行水、理氣止痛的功效。

一穴多用

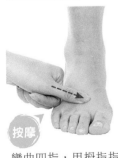

按摩 彎曲四指，用拇指指尖下壓揉按穴位，早、晚各1次，可緩解胃痛、胃痙攣。

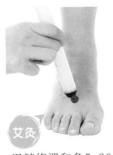

艾灸 用艾條溫和灸5~20分鐘，每天1次，可用於治療水腫、頭面腫痛。

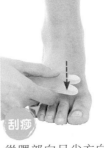

刮痧 從踝部向足尖方向刮拭3~5分鐘，隔天1次，可用於治療熱病無汗、腹脹。

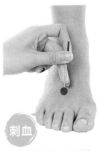

刺血 頭面腫痛、目腫，可在陷谷穴用三菱針點刺放血1~2毫升。

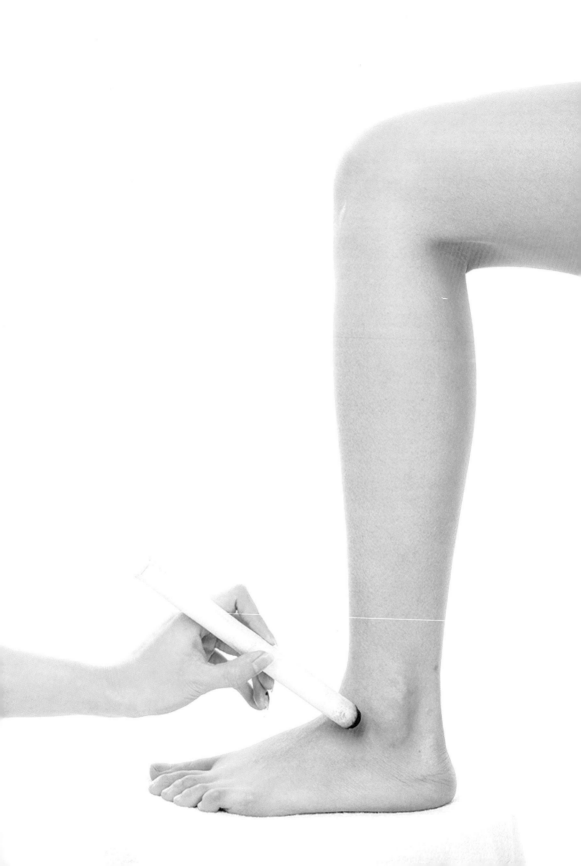

驅趕小病小痛的
22個特效穴位

身體上的各種小毛病，你肯定遇過：疲勞、眼脹、感冒、
腹瀉、呃逆……你是怎麼解決的？其實，穴位按摩是驅趕
它們的特效妙招。當你被某個小毛病困擾時，按摩一下相
應的穴位，就可以輕鬆對付它們！

31. 印堂穴——提神醒腦

中醫認為大腦為「清淨之府」，清陽要升，濁陰宜降，因此若能經常按壓印堂穴，可調和氣血、升清降濁，起到清腦健神、舒心寧志、明目去皺、袪風通竅的作用。

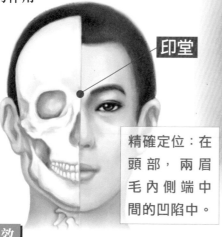

印堂

印堂

精確定位：在頭部，兩眉毛內側端中間的凹陷中。

快速取穴：兩眉頭連線中點處，即是印堂穴。

穴位功效

印堂穴處的氣色可以反映人的精力、體質、心理等多方面資訊。生活安逸，印堂就會充滿光澤。反之，若過度疲勞、長期處於亞健康狀態，印堂就會晦暗。

一穴多用

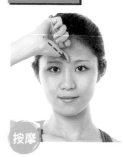

按摩

經常用拇指指腹點按印堂穴大有裨益，可以改善面部氣色、疏通經絡。

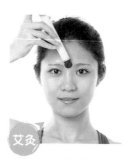

艾灸

用艾條溫和灸5~20分鐘，每天1次，可用於治療面癱、三叉神經痛。

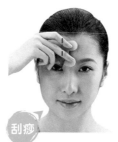

刮痧

當遭遇感冒、發熱、頭痛時，可用刮痧板在印堂穴處刮至微紅，不出痧也可。

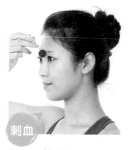

刺血

用三菱針在印堂穴點刺放血1~2毫升，可用於治療目赤腫痛、高血壓。

32. 魚腰穴——目脹酸痛

由於眼睛周圍為人體皮膚最薄的部位，按壓手法
應當輕柔。魚腰穴有鎮驚安神、疏風通絡的作用，
凡眼眉周圍，無論何病，都屬於此穴的主治範圍。

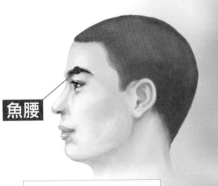

魚腰

魚腰

精確定位：在額部，
瞳孔直上，眉毛中。

快速取穴：直視前
方，從瞳孔直上眉
毛中，即是魚腰穴。

禁
艾灸

穴位功效

魚腰穴主治目赤腫痛、眼瞼下垂、
近視、急性結膜炎等症，有清熱消腫、
散瘀止痛的功效。

一穴多用

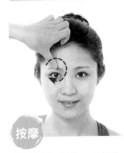

按摩

眼睛脹痛時，可用
拇指指腹按揉魚腰
穴1~3分鐘，疼痛很
快就能緩解。

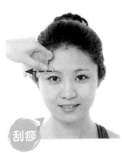

刮痧

從眉間向眉梢刮拭
3~5分鐘，每天1
次，可用於治療目
赤腫痛，三叉神經
痛等。

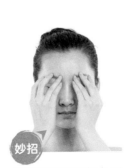

妙招

用雙手輕輕按揉魚腰
及周圍穴位，在眼眶
周圍上下輪刮一圈，
長期堅持可預防近
視，緩解視疲勞。

33. 迎香穴——鼻炎

手陽明經和足陽明經在迎香穴處會合，而足陽明經通達於胃，脾胃為「氣血生化之源」，所以按壓迎香穴，具有補氣開胃、增強鼻腔黏膜免疫功能、預防感冒的作用。

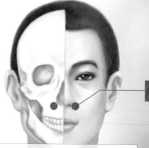

迎香

精確定位：在面部，鼻翼外緣中點，鼻唇溝中。

迎香

快速取穴：鼻孔旁邊凹陷處，即是迎香穴。

穴位功效

迎香穴是治療一切鼻疾的特效穴，遇到傷風引起的流涕、鼻塞，或者過敏性鼻炎，按摩迎香穴至發熱，立刻可以緩解。

一穴多用

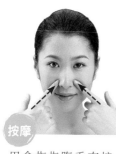

按摩

用食指指腹垂直按壓迎香穴1~3分鐘，可以改善過敏性鼻炎的症狀。

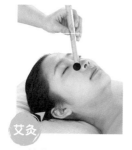

艾灸

用艾條溫和灸5~20分鐘，每天1次，可用於治療口眼喎斜、鼻塞等。

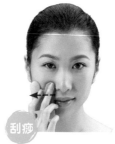

刮痧

經常用刮痧板刮拭迎香穴有預防感冒的作用。

34. 四白穴 —— 各種眼疾

四白穴是足陽明胃經在面部上的一個重要穴位，按壓此穴，可以明顯改善整個面部的血液循環和新陳代謝，治療皮膚色素沉澱、粉刺、皺紋、過敏等疾患，具有活血養顏、美容護膚的作用。

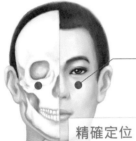

四白

四白

精確定位：在面部，雙眼平視時，瞳孔直下垂線與平鼻翼下緣水平線之交點。

穴位功效

四白穴能治各種眼病，對眼睛乾澀、視力下降、下眼部水腫、面部過敏性皮炎均有良好療效。

快速取穴：食指、中指伸直併攏，中指指腹貼兩側鼻翼，食指指尖所按凹陷處，即是四白穴。

一穴多用

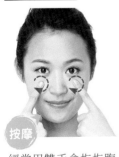

按摩

經常用雙手食指指腹按揉四白穴，可以加速面部的血液循環，也可以消除眼袋。

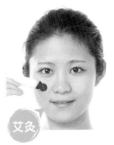

艾灸

用艾條溫和灸5~20分鐘，每天1次，可用於治療粉刺。

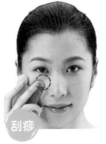

刮痧

經常用刮痧板刮拭四白穴有美容養顏的作用。

35. 風池穴——疏風散寒治感冒

「頭為諸陽之會，唯風可到」，因此，造成頭面疾病的各種病理因素中，必定有風邪侵襲的影子。風池穴一按，可平衡陰陽、祛邪外出，諸症得解。

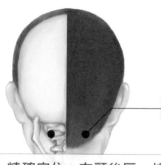

風池

精確定位：在頸後區，枕骨之下，胸鎖乳突肌上端與斜方肌上端之間的凹陷中。

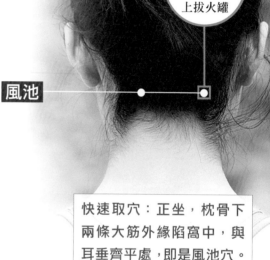

禁
直接在頭髮上拔火罐

風池

快速取穴：正坐，枕骨下兩條大筋外緣陷窩中，與耳垂齊平處，即是風池穴。

穴位功效

　　風池穴是足少陽膽經上的重要穴位之一，也是治療風病的要穴，對外感風寒、內風所致的中風偏癱，以及一切風邪所致的頭痛，皆有較好的治療作用。

一穴多用

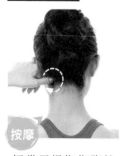

按摩

經常用拇指指腹按揉風池穴，可有效預防感冒。

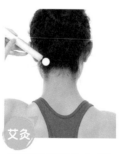

艾灸

用艾條溫和灸5~20分鐘，每天1次，可用於治療頭痛、鼻塞、鼻衄。

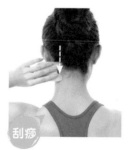

刮痧

從上向下刮拭3~5分鐘，隔天1次，可用於治療頭痛、感冒、中風失語等。

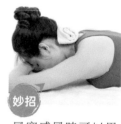

妙招

風寒感冒時可以用溫熱的毛巾熱敷風池穴5~10分鐘。

36. 風府穴——感冒

中醫認為，「風為百病之長」，在人體當中有很多地方容易受風的襲擊，就將其命名為「風」，風府穴便是其中之一，這個地方一定要注意保暖，尤其是春天和冬天風邪正倡狂的時候。

精確定位：在頸後區，枕外隆突直下，兩側斜方肌之間凹陷中。

風府

風府

1 橫指

後髮際線

穴位功效

　　風府穴善治風症。外感風邪而致傷風感冒、發熱、鼻塞、流涕、咽喉腫痛及內風上頭而致中風不語、頭暈目眩、頭痛、項強、背痛等，都宜按摩風府治療。

快速取穴：沿脊柱向上，入後髮際上 1 橫指處，即是風府穴。

一穴多用

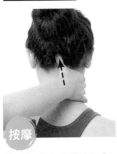

按摩

如果不小心得了感冒，可用拇指指腹揉按此穴，以有酸、痛、脹、麻的感覺為標準。

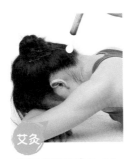

艾灸

用艾條溫和灸5~20分鐘，每天1次，可用於治療風寒感冒。

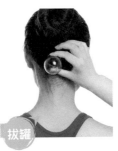

拔罐

用火罐閃罐5~10分鐘，每天1次，可用於治療頭痛、傷風感冒、咽喉腫痛。

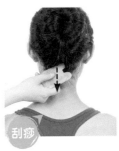

刮痧

從上向下刮拭3~5分鐘，隔天1次，可用於治療感冒、鼻塞等疾病。

37. 四神聰穴——偏頭痛

四神聰穴，因位於百會穴四周，猶如四路神仙各守一方。其功效與百會穴十分接近，也可提升人體之陽氣，善於治療因陽氣下陷而引起的內臟下垂、頭暈目眩等病症。

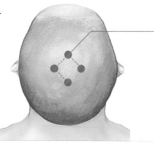

四神聰

四神聰

禁
直接在頭髮上拔火罐

精確定位：在頭部，百會穴前、後、左、右各旁開1寸，共4穴。

穴位功效

四神聰這四個穴位，按壓可促進頭部的血液循環，增加大腦的供血。既能安神又能醒腦開竅，主治神志失調、耳目不聰等病症。

快速取穴：先找到百會穴，其前、後、左、右各量1橫指處即是，共4穴。

一穴多用

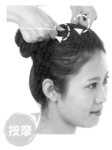

按摩
因勞累、思慮過度而引起的頭痛，可用點、揉等手法，逐一按摩四神聰穴。

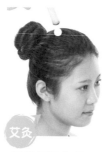

艾灸
用艾條溫和灸5~20分鐘，每天1次，可用於治療頭痛。

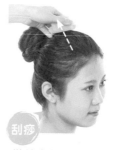

刮痧
從前向後刮拭3~5分鐘，隔天1次，可用於治療頭痛、癲狂、癇證、失眠等。

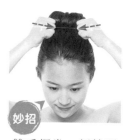

妙招
雙手握拳、輕拍頭頂四神聰穴，每天堅持可治療眩暈、健忘等。

38. 章門穴——腹脹

肝臟是「體陰而用陽」，藏的是血（陰），顯的
卻是氣的疏泄（陽），陰血儲藏不足、氣機失於
疏泄，就會出現膽囊炎、膽結石、脂肪肝等各種
疾病。而肝氣過於旺盛，則會造成消化不良、腹
瀉等不適。所以治肝，宜柔不宜強，宜疏不宜鬱。

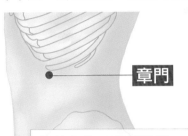

章門

精確定位：在側腹部，
第11肋游離端的下際。

章門

快速取穴：正立，屈肘合
腋，肘尖所指，按壓有酸
脹感處，即是章門穴。

穴位功效

章門穴有疏肝理氣的作用。同時它也
是脾的募穴。募，是募結、募集的意思，
指精氣集結於此。因此，消化系統的疾
病都可通過刺激章門穴來緩解症狀。

一穴多用

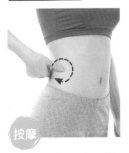

按摩

腹痛、腹脹時用拇
指按揉章門穴，左
右各1~3分鐘，可以
有效緩解症狀。

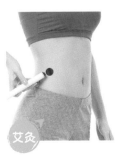

艾灸

用艾條溫和灸5~20
分鐘，每天1次，可
用於治療胸脅痛、
泄瀉等。

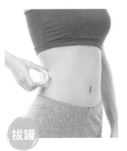

拔罐

用火罐留罐5~10分
鐘，隔天1次，用於
治療腹脹痛、脅肋
脹痛。

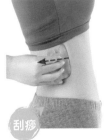

刮痧

從中間向兩側刮拭
3~5分鐘，隔天1
次，可用於治療腹
脹、腹痛、嘔吐。

39. 水分穴——腹痛、腹瀉

以穴位治療水系之病，選擇水分穴十分合適，因它可將益肺、健脾、補腎、疏通任脈、利水、化濕、消腫集於一體。

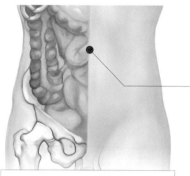

水分

精確定位：在上腹部，臍中上 1 寸，前正中線上。

水分

穴位功效

水分穴主治水腫、泄瀉、腹痛、腸鳴等，有利水滲濕、通利小便的功效。

快速取穴：在上腹部，正中線上，肚臍中央向上 1 橫指處，即是水分穴。

一穴多用

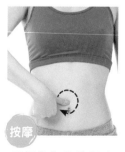

按摩

用拇指指腹按揉水分穴，有助於腸胃蠕動、鍛煉腹肌，避免腹痛。

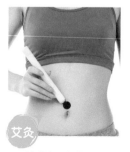

艾灸

用艾條溫和灸5~20分鐘，每天1次，可用於治療腸鳴、泄瀉、水腫等。

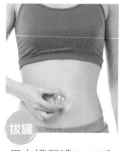

拔罐

用火罐留罐5~10分鐘，隔天1次，可用於治療腹痛且有助於減肥。

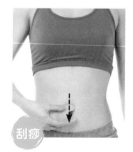

刮痧

從上向下刮拭3~5分鐘，隔天1次，可用於治療水腫、腹瀉。

40. 中脘穴 —— 胃痛

作為胃的募穴，中脘穴最能反映胃的運化功能和疾病狀況。中醫常說「有胃氣則生，無胃氣則死」，經常按壓中脘穴，能調節和促進人體的胃腸功能，有益於營養物質的吸收與代謝。

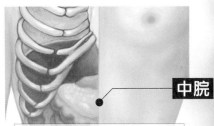

中脘

精確定位：在上腹部，臍中上 4 寸，前正中線上。

胸劍聯合

中脘

肚臍

快速取穴：在前正中線上，胸劍聯合與臍中連線的中點，即是中脘穴。

穴位功效

中脘穴位於膈下臍上，是任脈上的重要穴位之一，也是治療消化道疾病的最常用穴之一，尤其對胃、十二指腸疾病的效果為佳。

一穴多用

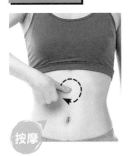

按摩

用拇指指腹按揉中脘穴，可用於治療消化不良。

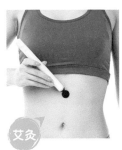

艾灸

用艾條溫和灸5~20分鐘，每天1次，可用於治療腹瀉、腹脹等疾病。

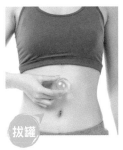

拔罐

用火罐留罐5~10分鐘，隔天1次，可用於治療腹痛、疳積等疾病。

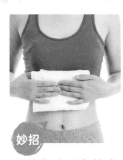

妙招

胃脘部出現急性疼痛、呃逆等，可用熱毛巾熱敷中脘穴。

41. 天樞穴 —— 腹瀉、便祕

天樞穴既為足陽明胃經管轄，又是大腸經的募穴，人體各種代謝產物都要經胃腸排泄而出，若是排泄功能遭受阻礙，則濕、熱、痰、瘀諸毒就會乘勢而上，影響氣血臟腑功能的正常運行。

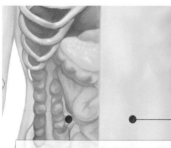

天樞

精確定位：在腹部，橫平臍中，前正中線旁開 2 寸。

天樞

肚臍

3 橫指

快速取穴：肚臍旁開 3 橫指，按壓有酸脹感處，即是天樞穴。

穴位功效

天樞穴是治療消化系統疾病的重要穴位。消化不良、噁心、胃脹、腹瀉、便祕等都可以通過按摩天樞穴來緩解。

一穴多用

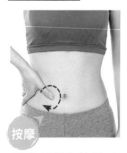

按摩

經常用拇指按揉天樞穴，可以增強腸胃動力，幫助腸道蠕動。

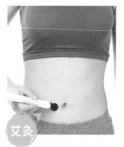

艾灸

用艾條溫和灸5~20分鐘，每天1次，可用於治療便祕、腹瀉、經痛。

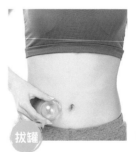

拔罐

用火罐留罐5~10分鐘，隔天1次，可用於治療便祕並利於減肥。

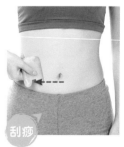

刮痧

從中間向兩側刮拭3~5分鐘，隔天1次，可用於治療痢疾、腸癰。

42. 中極穴——尿頻、尿痛

中極穴是膀胱經的募穴，主管尿液的排泄，故對泌尿系統疾病有很好的療效。

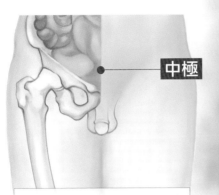

中極

精確定位：在下腹部，臍正中下4寸，前正中線上。

中極

快速取穴：在下腹部，前正中線上，曲骨向上1橫指處。

←—— 1 橫指

曲骨

穴位功效

中極穴是任脈在臍下的主要穴位之一，主治泌尿系統疾病，如尿頻、尿急、痛經、精力不濟、畏冷等。

一穴多用

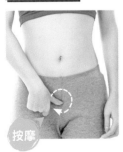

按摩

用拇指指腹按揉中極穴，以有酸脹感為宜，每次1~3分鐘。

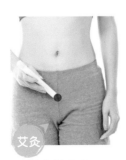

艾灸

用艾條溫和灸5~20分鐘，每天1次，可用於治療陽痿、疝氣、月經不順。

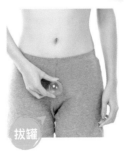

拔罐

用火罐留罐5~10分鐘，隔天1次，用於治療癃閉、淋證。

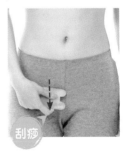

刮痧

從上向下刮拭3~5分鐘，隔天1次，可用於治療癃閉、淋證等疾病。

註：艾灸、拔罐應直接對準皮膚，此圖僅為示意。

43. 身柱穴——咳嗽、氣喘

頸、胸、腰、四肢等部位的不適與病痛，可回饋
到相應的神經節。在背部神經節部位（督脈）上
指壓，可以治療頸、胸、腰、四肢的疾病。

身柱

4 個椎體

肩胛骨下角水平連線

後正中線

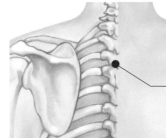

身柱

> **精確定位**：在脊柱區，第 3 胸
> 椎棘突下凹陷中，後正中線上。

穴位功效

　　身柱穴是位於背部督脈上的穴
位，對氣喘、感冒、咳嗽、肺結核
以及因咳嗽導致的肩背疼痛等疾患，
具有特殊的療效。

> **快速取穴**：兩側肩胛下角
> 水平連線與後正中線相交
> 處向上推 4 個椎體，下緣
> 凹陷處，即是身柱穴。

一穴多用

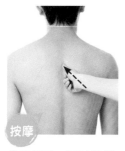

按摩

當眩暈時，可以用拇
指指尖揉按穴位，有
刺痛的感覺，每次揉
按3~5分鐘。

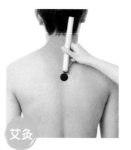

艾灸

用艾條溫和灸5~20
分鐘，每天1次，可
用於治療咳嗽、後
背冷痛。

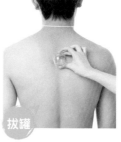

拔罐

用火罐留罐5~10分
鐘，或連續走罐5分
鐘，隔天1次，可用
於治療肩背痛。

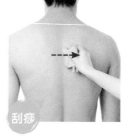

刮痧

從中間向外側刮拭
3~5分鐘，隔天1
次，可用於治療癲
狂、疔瘡發背。

44. 長強穴 —— 便祕、痔瘡

長強穴，又名「氣之陰郄」。郄是空隙的意思，郄處
常常是經脈曲折、氣血彙聚深入的地方。按壓此穴，
前可治會陰之疾，後能療骶尾之病，可調節陰陽的平
衡，促進任督兩脈經氣的流通。

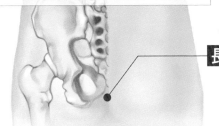

精確定位：在會陰區，尾骨下方，
尾骨端與肛門連線的中點處。

長強

快速取穴：在尾骨端下，
尾骨端與肛門連線中點
處，即是長強穴。

穴位功效

按摩長強穴，能夠促進直腸的收縮，
使大便暢通，治療便祕、痔瘡，並且能
迅速止腹瀉。

長強

一穴多用

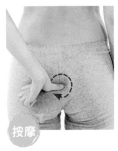

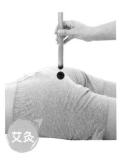

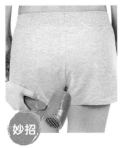

按摩
堅持每天按揉1~3分
鐘，對腹瀉有很好
的調理作用。

艾灸
用艾條溫和灸5~20
分鐘，每天1次，可
用於治療脫肛、腹
瀉。

妙招
可用吹風機將長強
穴加熱到暖和即
可，不可太靠近，
以免燙傷皮膚。

註：艾灸、拔罐應直接對準皮膚，此圖僅為示意。

45. 天井穴 —— 淋巴結核

淋巴結核即頸部、腋窩上長出的許多疙疙瘩瘩的東西，中醫稱之為氣結血瘀，此病跟愛生氣有很大的關係。天井穴是手臂上的「消氣穴」，是治療淋巴結核的首選要穴。

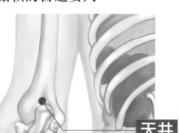

天井

精確定位：在上臂外側，肘尖直上 1 寸凹陷處。

天井

肘尖

快速取穴：屈肘，肘尖直上 1 橫指凹陷處，即是天井穴。

穴位功效

天井穴有疏肝散結、清肝瀉火、豁痰開竅的功效，主治前臂及肘部酸痛不舉、落枕、偏頭痛、淋巴結核。

一穴多用

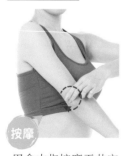

按摩

用食中指按摩天井穴對淋巴結核有特效，每天早、晚各按 1 次，每次1~3分鐘。

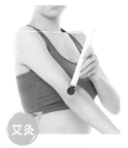

艾灸

用艾條溫和灸5~20分鐘，每天1次，可用於治療耳鳴、耳聾、偏頭痛等疾病。

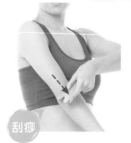

刮痧

從上向下刮拭3~5鐘，隔天1次，可用於治療偏頭痛、癲癇等。

46. 小海穴——貧血、眩暈

心經與小腸經互為表裡，所以，病氣雖然是從小腸而瀉，實際真正的病源是在心。例如頭痛目眩、失眠多夢、牙齦腫痛等病症，實際上都是心火上炎所致。因此，可借小腸經清熱瀉火。

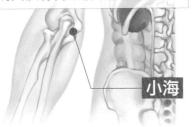

精確定位：在肘後區，尺骨鷹嘴與肱骨內上髁之間凹陷中。

小海

小海

穴位功效

小海穴是小腸經合穴，凡是小腸經脈所過部位的諸病，都可以通過小海穴進行調理，此穴是人體養生保健的一個要穴。

快速取穴：屈肘，肘尖最高點與肘部內側高骨最高點間凹陷處，即是小海穴。

一穴多用

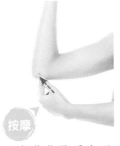

按摩

用拇指指腹垂直下壓小海穴，每次左右各揉按1~3分鐘。可改善貧血症狀。

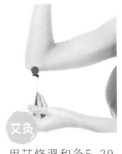

艾灸

用艾條溫和灸5~20分鐘，每天1次，可用於治療疥瘡、頰腫等疾病。

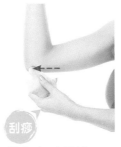

刮痧

從上向下刮拭3~5分鐘，隔天1次，可用於治療癲狂、耳鳴、耳聾。

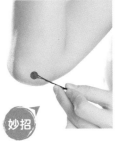

妙招

用牙籤或髮夾點擊小海穴處的皮膚，同樣能夠刺激穴位。

47. 列缺穴 —— 發熱、頭痛

列缺穴為手太陰經的絡穴，八脈交會穴之一，所謂的「八脈交會穴」是十二經脈與奇經八脈之間相互溝通脈氣的聯絡點，臨床上常常能兼治交會經脈的疾病，列缺穴就是如此。

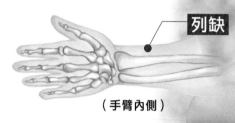

列缺

列缺

（手臂內側）

精確定位：在前臂，腕掌側遠端橫紋上 1.5 寸，拇短伸肌肌腱與拇長展肌肌腱之間，拇長展肌肌腱溝的凹陷中。

穴位功效

列缺穴歸於手太陰肺經，又通於任脈。故列缺穴除了治療呼吸系統的病症外，還可調理任脈所致的疾病，如小便澀痛、尿血等疾病。

快速取穴：兩手虎口相交，一手食指壓另一手橈骨莖突上，食指尖到達處，即是列缺穴。

一穴多用

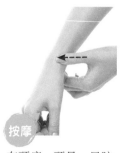

按摩

有頭痛、頭暈、目眩的人，可用拇指指腹揉按，或用拇指指尖掐按列缺穴。

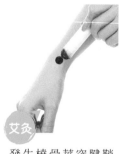

艾灸

發生橈骨莖突腱鞘炎，可用艾條溫和灸 5~20 分鐘，每天 1 次。

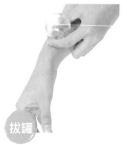

拔罐

用火罐留罐 5~10 分鐘，或連續走罐 5 分鐘，隔天 1 次，可用於治療頭痛。

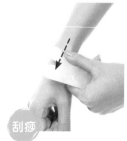

刮痧

從上向下刮拭 3~5 分鐘，隔天 1 次，可用於治療小便澀痛。

48. 大陵穴——腕關節麻木

大陵穴為心包經原穴。心包作為心的包膜與護衛，其一舉一動都關聯著心之安危。所以，人們從大陵穴中既可觀察心之健康，又能治療心之疾病。

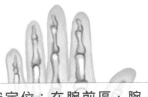

精確定位：在腕前區，腕掌側遠端橫紋中，掌長肌腱與橈側腕屈肌肌腱之間。

（手掌面）

大陵

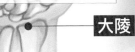

大陵

快速取穴：微屈腕握拳，從腕橫紋上，兩條索狀筋之間，即是大陵穴。

穴位功效

　　大陵穴屬心包經，與心有密切關係，有清心寧神的作用，主治有關心臟的疾病，如心絞痛、心動過速等。因為位於手腕上，大陵穴還可治療手腕痛，效果非常好。

一穴多用

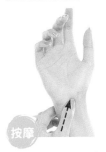

按摩

由於勞累導致腕關節疼痛時，可用拇指指尖垂直按壓大陵穴。

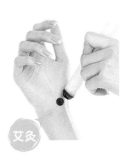

艾灸

用艾條溫和灸5~20分鐘，每天1次，可用於治療心絞痛。

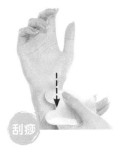

刮痧

從指尖向手臂刮拭3~5分鐘，隔天1次，可用於治療癲狂、口臭、嘔吐等。

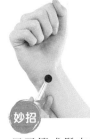

妙招

用牙籤或髮夾點擊大陵穴，同樣可以刺激穴位，有很好的保健效果。

49. 少商穴——預防感冒

少商穴是手太陰經的井穴。井穴大多被用於治療
來勢迅猛的急性病症，昏迷時，即可刺激十二井穴。
另外，手太陰經屬肺，咽喉為肺之門戶，所以治
療急性的咽喉腫痛，也多取少商穴。

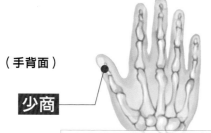

（手背面）

少商

精確定位：在手指，拇指末節
橈側，指甲根角側上方0.1寸。

少商

穴位功效

　　少商穴屬手太陰肺經，能清熱、利
咽、開竅，現常用於治療肺炎、扁桃體
炎、中風、昏迷、精神分裂症等。

快速取穴：拇指伸直，另一手食
指、中指輕握、拇指彎曲，掐按
拇指指甲角邊緣處，即是少商穴。

一穴多用

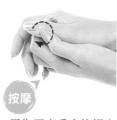

按摩

用指甲尖垂直掐揉穴
位，有刺痛感。每
次左右各掐揉1~3分
鐘，可治療感冒。

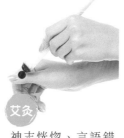

艾灸

神志恍惚、言語錯
亂者，用艾條直接
灸少商。

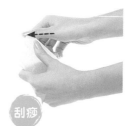

刮痧

從手指近端向遠端
刮拭3~5分鐘，每天
3~5次，可用於治療
咳嗽、咯血。

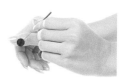

刺血

咽喉腫痛、咳嗽氣
喘的人，可在少商
用三菱針點刺放血
1~2毫升。

50. 前谷穴——瀉火、治口瘡

中醫認為，口瘡多為濕熱虛火所致，系口腔黏膜發生多個而疼痛的潰瘍，具有復發性。前谷穴可輔助治療口瘡。按摩治療的同時，應配合服用清熱解毒類的藥物，如六神丸等，才能儘快治癒。

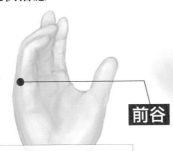

前谷

精確定位：在手指，第5掌指關節尺側遠端赤白肉際凹陷中。

前谷

穴位功效

前谷穴有清利頭目、安神定志的功效，主治頭項急痛、掌指關節紅腫、手指癢麻、口腔潰瘍等。

快速取穴：握拳，小指掌指關節前有一皮膚皺襞突起，其尖端處即是前谷穴。

一穴多用

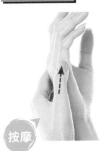

按摩

口腔潰瘍時，每天用拇指垂直下壓穴位，每次揉按1~3分鐘，有助於康復。

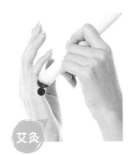

艾灸

用艾條溫和灸5~20分鐘，每天1次，可用於治療鼻塞、頸項強痛。

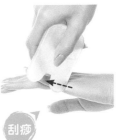

刮痧

從手指近端向遠端刮拭3~5分鐘，每天3次，可用於治療頸項強痛、耳鳴。

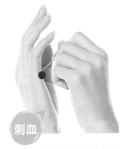

刺血

用三菱針在前谷點刺放血1~2毫升，可用於治療產後缺乳、咽喉腫痛。

51. 衝陽穴——除腹脹、增食慾

衝陽穴，作為足陽明經的原穴，是體內腸胃中原（元）氣在經絡和體表上一個非常重要的反應點，因此，該穴對於胃腸功能的調節和相關疾病的防治具有診斷和治療的雙重作用。

精確定位：在足背，第 2 蹠骨基底部與中間楔狀骨關節處，足背動脈搏動處。

衝陽

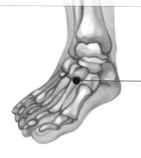

衝陽

快速取穴：足背最高處，兩條肌腱之間，按之有動脈搏動感處，即是衝陽穴。

穴位功效

「養胃用衝陽，吃飯特別香」。衝陽穴是胃經的原穴，主治消化系統疾病，如胃痙攣、胃炎、腹脹、腹瀉等。

一穴多用

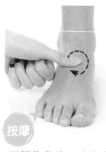

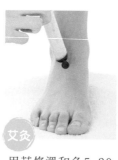

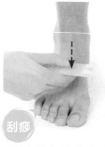

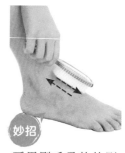

按摩
用拇指指腹用力按揉衝陽穴，每天早、晚各揉 1 次，可有效緩解消化不良症狀。

艾灸
用艾條溫和灸 5~20 分鐘，每天 1 次，可用於治療頭痛、口眼喎斜。

刮痧
從踝部向足尖方向刮拭 3~5 分鐘，隔天 1 次，可用於治療善驚、足背紅腫。

妙招
可用刷毛柔軟的刷子輕輕摩擦，效果也很好。

52. 厲兌穴 —— 快速止吐

按摩厲兌穴，可有效改善和緩解嘔吐。不過，妊娠引起的嘔吐不在此範圍，不要輕易嘗試，否則容易出現危險。

精確定位：在足趾，第 2 趾末節外側，趾甲根角側後方 0.1 寸。

厲兌

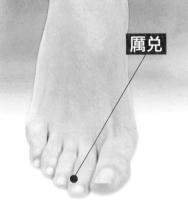

快速取穴：足背第 2 趾趾甲內側緣與趾甲下緣各作一垂線的交點處，即是厲兌穴。

厲兌

穴位功效

厲兌穴有清熱和胃、蘇厥醒神、通經活絡的功效，主治多夢、暈厥、胃脘痛、便祕、水腫、牙痛、足背腫痛等症。

一穴多用

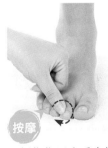

按摩

用拇指指甲尖垂直掐揉厲兌穴，每次左右各掐揉1~3分鐘。有和胃降逆的功效。

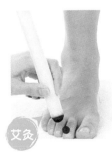

艾灸

用艾條溫和灸5~20分鐘，每天1次，可用於治療牙痛、鼻衄。

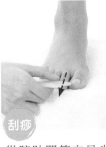

刮痧

從蹠趾關節向足尖方向刮拭3~5分鐘，可用於治療多夢、熱病無汗。

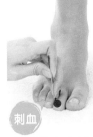

刺血

在厲兌穴處用三菱針點刺放血1~2毫升，可用於治療夢魘、失眠、瘡瘍。

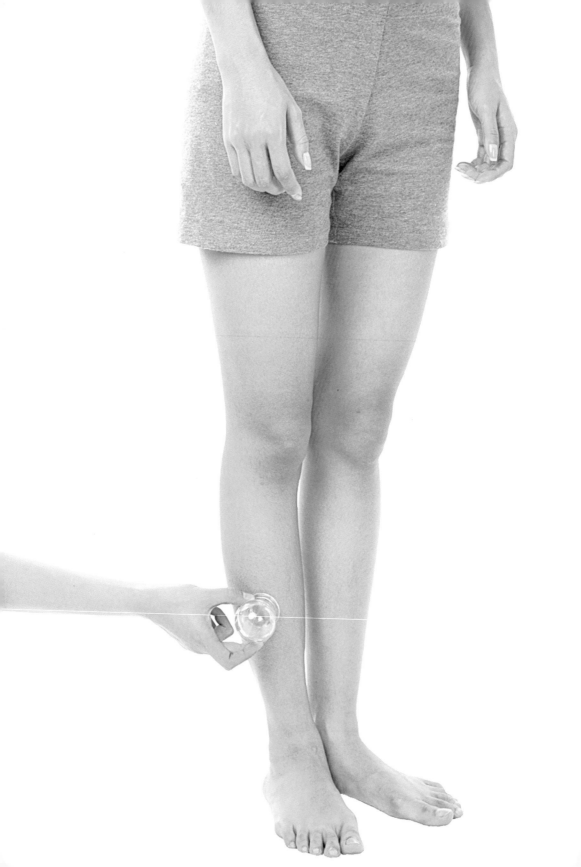

對付骨骼肌肉疼痛的 18個特效穴位

人的身體每個部位都有可能受到疼痛的困擾，不僅會增加身體上的痛苦，還給生活帶來很大的不便。其實，每個部位都有對應的穴位，按摩這些穴位，不僅有神奇的緩急止痛的功效，也調理和保養了相應的臟腑，把在萌芽中的疾病消滅。

53. 肩髎穴 —— 肩臂痛

肩髎穴屬於手少陽三焦經，既可疏風化濕，
治療肩背部、上肢的疼痛、麻木等疾病，又
能發揮經絡中聯絡調節三焦功能的作用，
運化水穀、輸津送液、排泄廢物，來
維持體內血壓的正常與平穩。

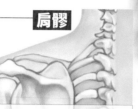

肩髎

精確定位：在三角肌
區，肩峰角與肱骨大
結節兩骨間凹陷中。

快速取穴：外展上臂，
肩膀後下方呈現凹陷
處，即是肩髎穴。

穴位功效

　　肩髎穴是三焦經在肩部關節負責轉
動的穴位。主治肩周炎、肩痛不舉、上
肢麻木、高血壓等。

一穴多用

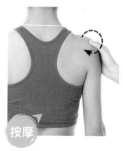

按摩

用拇指按揉此穴
位，每次3~5分鐘。
可以治療肩臂痛、
肩周炎。

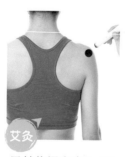

艾灸

用艾條溫和灸5~20
分鐘，每天1次，
可用於治療肩臂冷
痛，肋間神經痛。

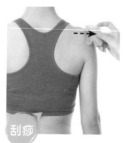

刮痧

從內向外刮拭肩髎
穴3~5分鐘，隔天
1次，可用於治療
肩臂痛。

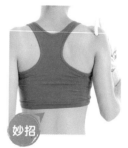

妙招

肩負重物外出易造成
肩膀酸痛，手頭如有
雨傘，可將傘柄朝
後，拉伸肩髎穴。

54. 肩井穴──落枕、肩痛

肩關節是人體活動範圍最大、轉動最靈活的關節，由於長時間的磨損，關節的老化，加上寒冷的刺激，非常容易出現肩部疼痛。肩井穴對於治療肩痛的效果非常好。

大椎

鎖骨肩峰端

肩井

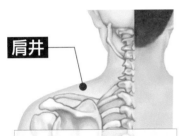

肩井

精確定位：在肩胛區，第 7 頸椎棘突與肩峰最外側端連線的中點。

穴位功效

肩井穴是常用的頸肩部保健穴位。長期堅持按摩肩井穴，不但能夠遠離肩部疼痛的困擾，還能活血散瘀，使全身都感覺舒適。但肩井穴不能受到重壓或擊打，孕婦慎用。

快速取穴：找到頸背交界處椎骨高突與鎖骨肩峰端，二者連線中點即是肩井穴。

一穴多用

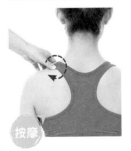

按摩

用拇指指腹按揉肩井穴，每天早、晚各按1~3分鐘。

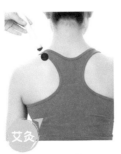

艾灸

用艾條溫和灸5~20分鐘，每天1次，可用於治療中風、腳氣。

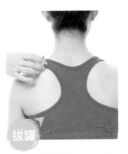

拔罐

用火罐留罐5~10分鐘，隔天1次，可用於治療肩背痛、手臂不舉。

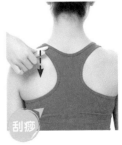

刮痧

從上向下刮拭3~5分鐘，隔天1次，可用於治療乳癰、頸項強痛、腳氣等疾病。

55. 肩髃穴──肩周痛

中醫認為，甲狀腺、淋巴結腫大等病症大多為痰濕積聚、阻滯經脈所致；而蕁麻疹、皮膚瘙癢等則屬於肺之病變。按照肺與大腸表裡相屬，取手陽明經肩髃穴，可清瀉痰濕與肺之疾病。

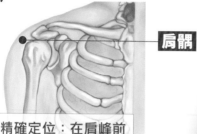

肩髃

肩髃

精確定位：在肩峰前下方，肩峰與肱骨大結節之間凹陷處。

快速取穴：屈肘抬臂與肩同高，肩前呈現凹陷處即是肩髃穴。

穴位功效

肩髃穴為上肢要穴，有通經止痛、緩解肩臂疼痛的功效，主要用於治療肩關節疾病。此外，對於中風引起的半身不遂，經常刺激肩髃穴，尤其進行針刺，能夠起到很好的疏風活絡作用。

一穴多用

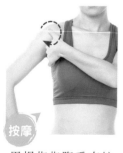

按摩

用拇指指腹垂直按揉此穴，能明顯改善肩、背的不適症狀。

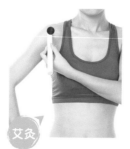

艾灸

用艾條溫和灸5~20分鐘，每天1次，可用於治療肩臂痺痛、上肢不遂。

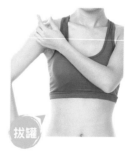

拔罐

用火罐留罐5~10分鐘，隔天1次，可用於治療風熱、癮疹、瘰癧、肩臂疼痛。

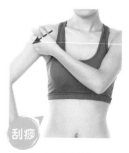

刮痧

從上向下刮拭3~5分鐘，隔天1次，可用於治療風熱、癮疹。

56. 肩貞穴——肩周炎

手太陽經從肩背而上，最終與足太陽經相連，因而只要是發生在肩背部、頸項部、枕骨部，與太陽經循經路線貼近的諸多病症，如後腦痛、頸椎病、頸部軟組織勞損等，都可選擇此穴進行治療。

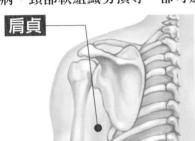

肩貞

精確定位：在肩胛區，肩關節後下方，腋後紋頭直上 1 寸。

肩貞

1 橫指 → **腋後紋頭**

快速取穴：背立垂臂，從腋後紋頭向上量 1 橫指處，即是肩貞穴。

穴位功效

肩貞穴主治肩胛痛、手臂麻痛、耳鳴、耳聾等，有醒腦聰耳、息風止痛、通經活絡的功效。

一穴多用

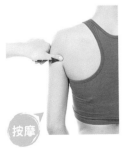

按摩

用拇指指腹按壓穴位，每次左右各揉按1~3分鐘，可緩解肩背痛。

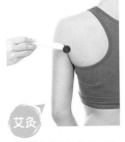

艾灸

用艾條溫和灸5~20分鐘，每天1次，可用於治療肩周炎、瘰癧等疾病。

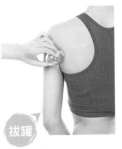

拔罐

用火罐留罐5~10分鐘，隔天1次，可用於治療肩周炎、頸項痛。

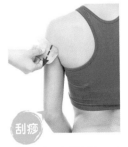

刮痧

從上向下刮拭3~5分鐘，隔天1次，可用於治療熱病、耳鳴、耳聾。

57. 天髎穴——頸項強直疼痛

經常揉按天髎穴，不僅可以緩解頸肩痛，
還可以預防肩周炎、肩部酸痛等症。

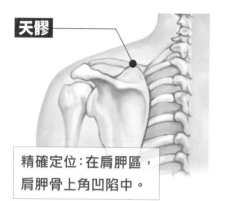

天髎

精確定位：在肩胛區，
肩胛骨上角凹陷中。

天髎

快速取穴：肩胛部，肩
胛骨上角，其上方的
凹陷處，即是天髎穴。

穴位功效

　　天髎穴有疏風通絡、活血化瘀、
緩解疼痛的功效，主治頭痛、肩臂
痛、頸項僵硬疼痛等病症。

一穴多用

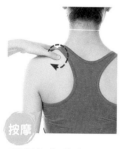

按摩

用拇指指腹在天髎
穴上輕輕按摩3~5分
鐘，頭疼或肩頸不
適就會減輕很多。

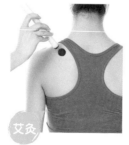

艾灸

用艾條溫和灸5~20
分鐘，每天1次，
可用於治療肩背冷
痛、上肢痹痛。

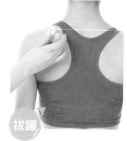

拔罐

用火罐留罐5~10分
鐘，隔天1次，可用
於治療頸項僵硬。

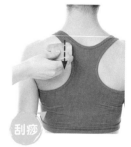

刮痧

從上向下刮拭3~5
分鐘，隔天1次，可
用於治療發熱、無
汗、胸悶等。

58. 通里穴——肘臂腫痛

通里穴在前臂掌側，心經的經氣到達這裡時，分出一支進入小腸經，與小腸經長期保持聯繫，所以稱為通里穴。常按可以疏通心經，增長智慧。

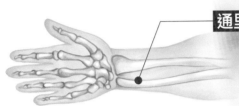

通里

通里

精確定位：在前臂前區，腕掌側遠端橫紋上1寸，尺側腕屈肌腱的橈側緣。

穴位功效

通里穴有清熱安神、祛風止痛、通經活絡的功效，主治頭痛、頭昏、盜汗、面赤熱、心悸、肘臂腫痛等症。

快速取穴：仰掌用力握拳，沿兩筋之間的凹陷，從腕橫紋向上量1橫指處，即是通里穴。

一穴多用

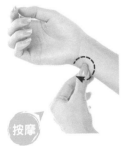

按摩

肘臂腫痛時，用拇指指腹按揉通里穴1分鐘，以有酸脹感為宜。

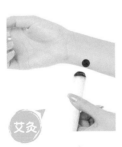

艾灸

用艾條溫和灸5~20分鐘，每天1次，可用於治療心痛、失眠、崩漏等。

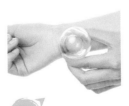

拔罐

用火罐留罐5~10分鐘，隔天1次，可用於治療心悸、怔忡等症。

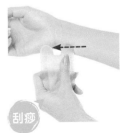

刮痧

從上向下刮拭3~5分鐘，隔天1次，可用於治療心痛、健忘、癲癇、盜汗等。

59. 後溪穴──頸椎腰椎病

後溪穴對應後背的督脈，古人有「後溪穴專治督脈病」之說，就是說督脈上的問題可以找後溪穴來配合治療，這就是中醫上病下治的原理。

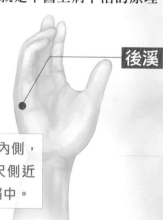

後溪

後溪

精確定位：在掌內側，第 5 掌指關節尺側近端赤白肉際凹陷中。

快速取穴：握拳，小指掌指關節後有一皮膚皺襞突起，其尖端處即是後溪穴。

穴位功效

後溪穴有清心安神、通經活絡的功效，能有效治療頸椎痛、閃腰、慢性勞損等症。

一穴多用

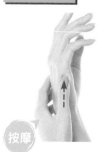

按摩

每天用拇指按壓後溪穴1~3分鐘，可以緩解頸椎疼痛。

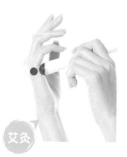

艾灸

用艾條溫和灸5~20分鐘，每天1次，可用於治療鼻塞、頸項強痛。

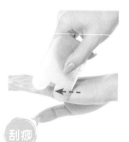

刮痧

從手指近端向遠端刮拭3~5分鐘，每天3次，可用於治療頸項強痛、耳鳴等。

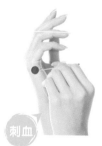

刺血

用三菱針在後溪點刺放血1~2毫升，可用於治療癲狂、黃疸等。

60. 陽溪穴——頭痛、牙痛

稱其陽溪穴，是因為人的肢體中手背為陽，而溪
代表的是水流。經絡理論中，將位於前臂（小
腿）附近，具有暢行水流作用的穴位叫作
「經」穴。陽溪就是手陽明經的「經」穴。

陽溪

精確定位：在腕區，腕背側遠
端橫紋橈側，橈骨莖突遠端，
解剖學「鼻煙窩」凹陷中。

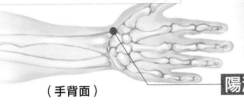

（手背面）　　　　陽溪

穴位功效

　　陽溪穴是醫治人體頭面部疾病的重要
穴位，有疏通局部經脈氣血運行、調節經氣
的作用，經常用於治療頭痛、牙痛等疾病。

快速取穴：手掌側放，拇指
伸直向上翹起，腕背橈側有
一凹陷處，即是陽溪穴。

一穴多用

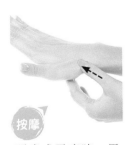

按摩

頭痛或牙痛時，用
指甲垂直掐按此穴
1~3分鐘，會使疼痛
迅速得到緩解。

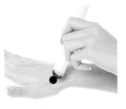

艾灸

用艾條溫和灸5~20
分鐘，每天1次，可
用於治療牙痛、腰
痛等疾病。

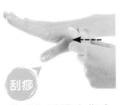

刮痧

從手指近端向指尖
刮拭3~5分鐘，每天
3~5次，可用於治療
頭痛、牙痛等。

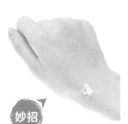

妙招

除指壓外，可用米
粒、王不留行子等
貼壓在陽溪穴上，
可用於治療耳鳴、
耳聾等。

61. 中渚穴 ── 頸肩背痛

少陽在體內是一半之陽、半陰半陽，所以陽氣不是非常強大，只能行於頭面、身軀和肢體的側翼和中間，因此中渚穴的治療重點，主要集中在頭項、肩背、肋間、上肢背側中間處。

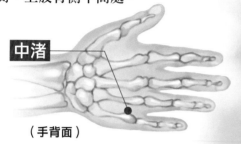

中渚

（手背面）

快速取穴：抬臂俯掌，手背部第 4、第 5 指指縫間掌指關節後可觸及一凹陷處，即是中渚穴。

精確定位：在手背，第 4、第 5 掌骨間，掌指關節近端凹陷中。

中渚

穴位功效

中渚穴是人體三焦經經脈氣血的輸出之地，具有開竅、舒筋、止痛的功效，是治療脊背痛和手指伸屈不利的主要穴位。

一穴多用

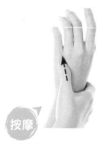

按摩
每天早、晚用拇指指腹揉按穴位各1次可緩解落枕、肩背疼痛、手指不能屈伸。

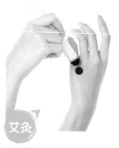

艾灸
用艾條溫和灸5~20分鐘，每天1次，可用於治療耳鳴、耳聾。

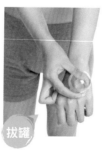

拔罐
用火罐留罐5~10分鐘，隔天1次，可用於治療頭痛、五指屈伸不利。

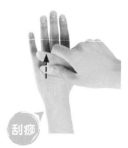

刮痧
從手指近端向指尖刮拭3~5分鐘，每天3~5次，可用於治療目赤腫痛、耳鳴。

62. 大腸俞穴——風濕腰痛

大腸俞穴位於人體第 4 與第 5 腰椎棘突之間，這裡正好是坐骨神經的發源地，中醫多取大腸俞穴治療坐骨神經痛，原因就在於此。

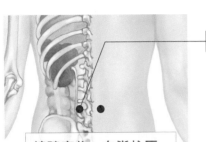

大腸俞

大腸俞

精確定位：在脊柱區，第 4 腰椎棘突下，後正中線旁開 1.5 寸。

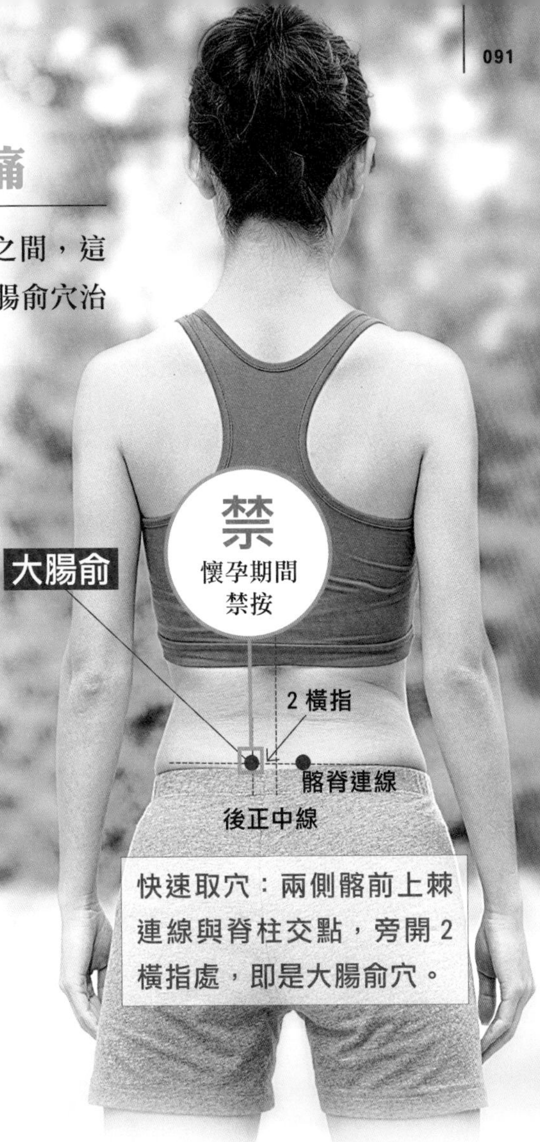

禁 懷孕期間禁按

2 橫指

髂脊連線

後正中線

快速取穴：兩側髂前上棘連線與脊柱交點，旁開 2 橫指處，即是大腸俞穴。

穴位功效

大腸主傳導，主要功能是將體內的渣滓排出體外，大腸俞穴可通腸導滯、調理腸胃，主治腹痛、腹瀉、腸鳴等大腸疾病。

一穴多用

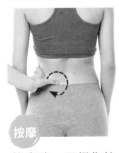
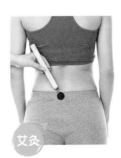
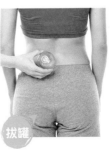
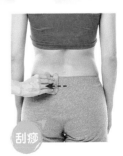

按摩 按摩時，用拇指按住大腸俞穴，向下按揉，以感覺舒適為宜。

艾灸 用艾條溫和灸5~20分鐘，每天1次，可用於治療腹瀉、腰背酸冷等。

拔罐 用火罐留罐5~10分鐘，或連續走罐5分鐘，隔天1次，可用於治療腹痛。

刮痧 從中間向外側刮拭3~5分鐘，隔天1次，可用於治療腹痛、腸鳴、腹瀉。

註：艾灸、拔罐應直接對準皮膚，此圖僅為示意。

63. 環跳穴——腰痛

若強烈刺激環跳穴，會引起局部酸脹、人體彈跳而起的感覺與反應，因而無論是指壓、針灸還是按摩，對該穴的刺激強度都必須輕重適宜。

環跳

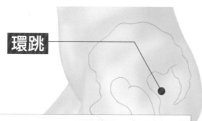

環跳

精確定位：在臀區，股骨大轉子最凸點與骶管裂孔連線上的外 1/3 與內 2/3 交點處。

快速取穴：側身直立，拇指橫紋按在股骨大轉頭上，拇指指向脊柱，指尖所在凹陷處，即是環跳穴。

穴位功效

　　環跳穴是治療腰腿疼痛的要穴，能夠通經活絡、祛風散寒。因為此穴的深層有坐骨神經，所以現代常用於治療坐骨神經痛以及腰椎間盤突出等腰椎骶髂關節病患。

一穴多用

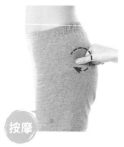

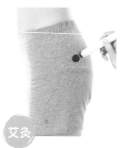

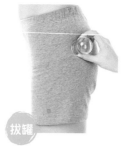

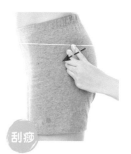

按摩
用拇指指腹輕輕按揉背部的痛點和環跳穴，就能夠迅速緩解腰痛。

艾灸
用艾條溫和灸5~20分鐘，每天1次，可用於治療下肢痺痛。

拔罐
用火罐留罐5~10分鐘，隔天1次，可用於治療下肢痺痛、風疹。

刮痧
從中間向兩側刮拭3~5分鐘，隔天1次，可用於治療風疹。

註：艾灸、拔罐應直接對準皮膚，此圖僅為示意。

64. 承扶穴——腰腿痛

足太陽膀胱經位於人體的後背，古人因勞作之時，面朝黃土背朝天，故定背為陽。另外，足太陽膀胱經主一身之表，陰寒之氣最愛與其相搏，凡是足太陽膀胱經之病，大多由感受寒濕或陽氣虛弱而起。

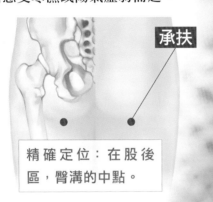

承扶

精確定位：在股後區，臀溝的中點。

快速取穴：臀下橫紋正中點，按壓有酸脹感處，即是承扶穴。

臀下橫紋

承扶

穴位功效

承扶穴對腰腿痛、下肢癱瘓、痔瘡、生殖器官疼痛等病症，具有很好的保健和調理作用。

一穴多用

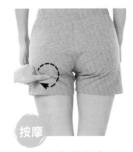

按摩

用拇指指腹按揉承扶穴，每次左右各按揉1~3分鐘。可以緩解腰肌勞損。

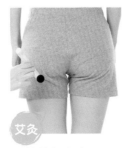

艾灸

用艾條溫和灸5~20分鐘，每天1次，可用於治療下肢疼痛。

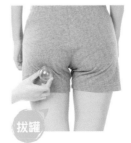

拔罐

用火罐留罐5~10分鐘，隔天1次，可用於治療痔瘡等。

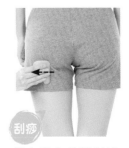

刮痧

從中間向外側刮拭3~5分鐘，隔天1次，可用於治療痔瘡、便祕。

註：艾灸、拔罐應直接對準皮膚，此圖僅為示意。

65. 伏兔穴 —— 膝冷、腰胯疼

足陽明胃經行於下肢前外側面，所以，髖、膝關節炎或下肢前外側病症，皆可取伏兔穴舒經通絡、散寒止痛。大腿臃腫肥胖者，可取伏兔穴指壓或針灸，以瘦腿減肥。

伏兔

伏兔

精確定位：在股前區，髕底上 6 寸，髂前上棘與髕底外側端的連線上。

穴位功效

伏兔穴有緩痙止痛、散寒化濕、疏通經絡的功效，可緩解腰膝疼痛、下肢酸軟麻木、腹脹等。

快速取穴：坐位，屈膝 90°，手指併攏壓腿上，掌後第 1 橫紋中點按在髕骨上緣中點，中指尖端處即是。

一穴多用

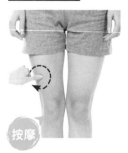
按摩
膝冷、腰胯疼的時候用拇指指腹按揉伏兔穴，很快就能緩解不適。

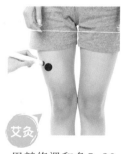
艾灸
用艾條溫和灸5~20分鐘，每天1次，可用於治療下肢痿軟、腳氣、疝氣。

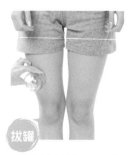
拔罐
用火罐留罐5~10分鐘，隔天1次，可用於治療腰腿酸痛。

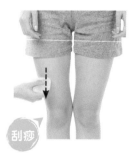
刮痧
從上向下刮拭3~5分鐘，隔天1次，可用於治療腹脹、下肢疼痛。

66. 委中穴——即刻緩解腰背痛

委中穴具有很強的袪風、活血、清熱、解毒作用。尤其是遭遇各種急性病症時，此種作用更為明顯，甚至可取穴放血，但因穴位深處為動脈、靜脈、脛神經，指壓力度不宜過深、過強。

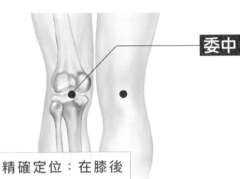

委中

精確定位：在膝後區，膕橫紋中點。

膕橫紋

委中

快速取穴：膝蓋後面凹陷中央的膕橫紋中點處，即是委中穴。

穴位功效

委中穴是足太陽膀胱經上的重要穴位之一。古人云「腰背委中求」，委中穴雖然位於腿部，卻是治療腰痛、坐骨神經痛等腰背部病症的主穴。

一穴多用

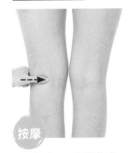

按摩

腰痛時，用拇指指腹用力揉按委中穴1~3分鐘，可使疼痛即刻得到緩解。

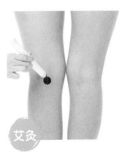

艾灸

用艾條溫和灸5~20分鐘，每天1次，可用於治療腰腿痛、遺尿等疾病。

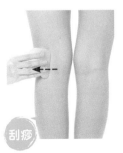

刮痧

從中間向外側刮拭3~5分鐘，隔天1次，可用於治療丹毒、疔瘡、發背、發熱無汗等。

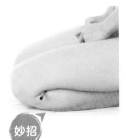

妙招

久坐引起腿部疼痛時，可找一支較粗的筆，用膝部後側用力夾住刺激委中穴。

67. 陰陵泉穴 ── 下肢痿軟

陰陵泉穴屬足太陰脾經，而脾的主要功能之一，就是運化水濕，若水濕不化，留駐於體內，則會引發腹瀉、尿瀦留、尿路感染、水腫等疾病。應用此穴治療時，當以補法為主。

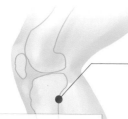

陰陵泉

精確定位：在小腿內側，脛骨內側髁下緣與脛骨內側緣之間的凹陷中。

陰陵泉

快速取穴：拇指沿小腿內側骨內緣向上推，抵膝關節下，脛骨向內上彎曲凹陷處，即是陰陵泉穴。

穴位功效

　　陰陵泉穴是脾經上的重要穴位之一，其特點是既可健脾利濕，又可補腎固精，因此其治療的病症大多為陽氣不足的陰證，如水腫、遺精、下肢痿軟等。

一穴多用

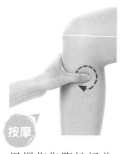

按摩

用拇指指腹按揉此穴200次，可緩解腹痛、膝痛等。

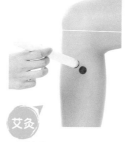

艾灸

用艾條溫和灸5~20分鐘，每天1次，可用於治療經痛、水腫、小便不利。

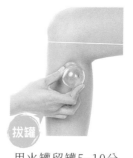

拔罐

用火罐留罐5~10分鐘，隔天1次，可用於治療下肢疼痛、膝痛。

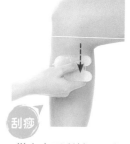

刮痧

從上向下刮拭3~5分鐘，隔天1次，可用於治療暴瀉。

68. 犢鼻穴——膝關節炎

膝關節生理構造的最大特點就是各種韌帶十分豐富和複雜，中醫稱「膝為筋之府」，所以平時稍有不慎，即可造成膝部損傷。若犢鼻穴處過於飽滿，按之疼痛，常常意味著膝關節內開始出現腫脹，疾病已經發生。

犢鼻

犢鼻

禁
大力按壓

精確定位：在膝前區，髕韌帶外側凹陷中。

穴位功效

犢鼻穴主治運動系統疾病，如膝關節炎、膝部神經痛或麻木、下肢癱瘓、足跟痛等。

快速取穴：下肢用力蹬直，膝蓋下面外側凹陷處，即是犢鼻穴。

一穴多用

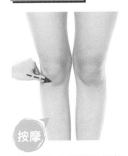

按摩

膝關節疼痛時只需揉按犢鼻穴5分鐘，疼痛就會大為減輕。

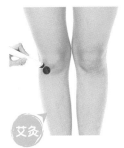

艾灸

用艾條溫和灸5~20分鐘，每天1次，可用於治療足跟痛。

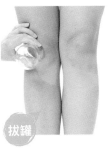

拔罐

用火罐留罐5~10分鐘，隔天1次，可用於治療下肢疼痛、膝痛。

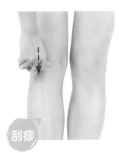

刮痧

從上向下刮拭3~5分鐘，隔天1次，可用於治療風濕疾病，長期堅持可理氣消腫、通經活絡。

69. 承山穴 —— 腿腳抽筋

足太陽膀胱經外走腰脊，內連於腎，故女子經痛、坐骨神經痛、小腿腓腸肌痙攣等症，皆與風寒侵擾、腎氣受損有關。治療時常需要疏風散寒、補益腰腎，此時就可選取承山穴進行按摩。

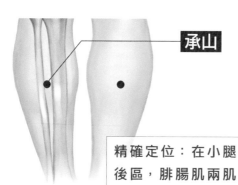

承山

精確定位：在小腿後區，腓腸肌兩肌腹與肌腱交角處。

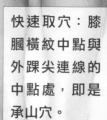

膕橫紋中點

承山

快速取穴：膝膕橫紋中點與外踝尖連線的中點處，即是承山穴。

外踝尖

穴位功效

承山穴是治療小腿肌肉痙攣的最常用穴位，常按摩承山穴，具有舒筋活血的作用，凡是因過度運動或疲勞引起的小腿抽筋，都可以取此穴進行治療。

一穴多用

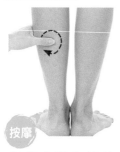

按摩
如果小腿突然抽筋，應立即坐下來，用拇指指腹按揉承山穴，力度應由輕到重。

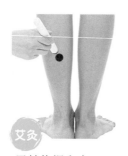

艾灸
用艾條溫和灸5~20分鐘，每天1次，可用於治療腿痛、疝氣、腰背痛。

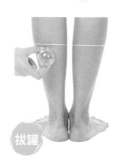

拔罐
用火罐留罐5~10分鐘，隔天1次，可用於治療下肢痛、轉筋。

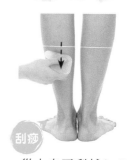

刮痧
從上向下刮拭3~5分鐘，隔天1次，可用於治療痔瘡、鼻衄、腳氣、下肢疼痛等疾病。

70. 崑崙穴——腳踝痛、腰背痛

崑崙穴位於足踝外側,最易遭受寒冷地氣侵襲,一
旦被寒氣困擾,足太陽經氣則難以上下暢達,就會
導致筋脈拘急、疼痛不舒,按摩崑崙穴的主要目的,
就是疏通經氣、祛寒止痛。

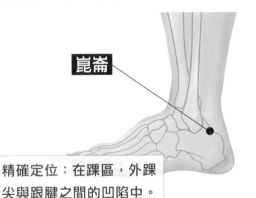

崑崙

精確定位:在踝區,外踝
尖與跟腱之間的凹陷中。

快速取穴:正坐,垂足
著地,外踝尖與跟腱之
間凹陷處,即是崑崙穴。

崑崙

跟腱

外踝尖

穴位功效

古文獻記載:「踝跟骨痛灸崑崙」,
此穴能治踝部病症。另外,凡是足太陽膀
胱經循行部位的病症,都可以取崑崙穴進
行治療,尤其對治療腰背疼痛效果明顯。

一穴多用

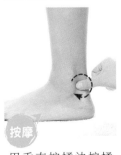

按摩

用垂直按揉法按揉
崑崙穴3~5分鐘,每
天1次,可用於治療
腰背疼痛。

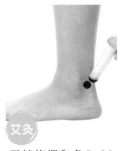

艾灸

用艾條溫和灸5~20
分鐘,每天1次,可
用於治療頭痛、目
眩、心痛等。

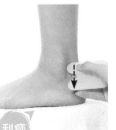

刮痧

若不小心扭了腳,
就用刮痧板由上向
下輕輕刮按崑崙
穴,疼痛就會大為
減輕。

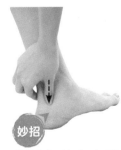

妙招

將拇指放在太溪
穴,食指放在崑崙
穴,同時按壓穴
位,可以起到保健
的作用。

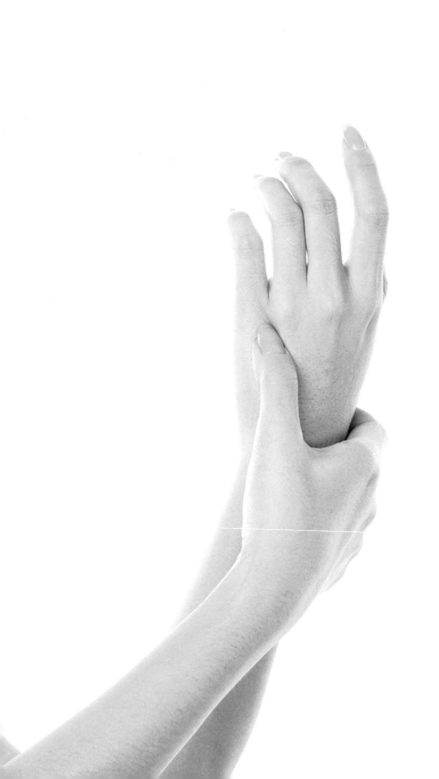

滋養五臟六腑的
14個特效穴位

人體的每個內臟器官，都在背部有其對應的腧穴，對其進
行有效刺激，就可以對相應的臟腑進行保養。另外，在臟
腑所對應的經絡上，也有一些對該臟腑特別有益的穴位，
同時對它們進行保健按摩，可以有效地調節臟腑功能。

71. 心俞穴——養心安神

中醫認為，心主血，主神志，在液為汗，在體合脈，其華在面，開竅於舌。例如，人體精神情緒的異常波動，血管收縮舒張功能紊亂，以及多汗，面色蒼白、無澤，語言困難等諸多問題，都與心有關，皆可取心俞穴進行對應治療。

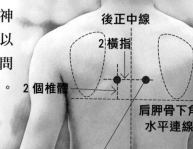

後正中線

2 橫指

2 個椎體

肩胛骨下角水平連線

心俞

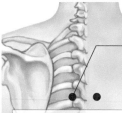

心俞

精確定位：在脊柱區，第 5 胸椎棘突下，後正中線旁開 1.5 寸。

穴位功效

心俞穴是臟腑中心之精氣在背部輸注之所，它有兩個作用，一是治療心血管方面的疾病，二是治療神經衰弱、失眠等神志方面的疾病。

快速取穴：肩胛骨下角水平連線與脊柱相交椎體處，往上推 2 個椎體，下緣旁開 2 橫指處，即是心俞穴。

一穴多用

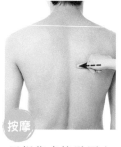

按摩

用拇指直接點壓心俞穴，每天按揉兩三次，可緩解心悸。

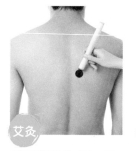

艾灸

用艾條溫和灸5~20分鐘，每天1次，可用於治療咳嗽、心痛。

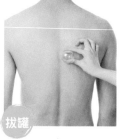

拔罐

用火罐留罐5~10分鐘，隔天1次，可用於治療肩背痛、心悸、失眠等疾病。

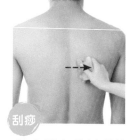

刮痧

從中間向外側刮拭3~5分鐘，隔天1次，可用於治療癲狂、夢遺、驚悸、健忘等。

72. 內關穴——守護心神

內關穴是八脈交會穴之一，不僅能治療各種心血管病變，如心律紊亂、心率失常、心絞痛、高血壓等，而且可溝通其他各脈，維持體內陰陽、臟腑、氣血的平衡，緩解胃痛、嘔吐、呃逆、哮喘、頭暈等症。

精確定位：在前臂前區，腕掌側遠端橫紋上 2 寸，掌長肌腱與橈側腕屈肌肌腱之間。

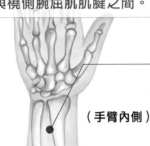

（手臂內側）

內關

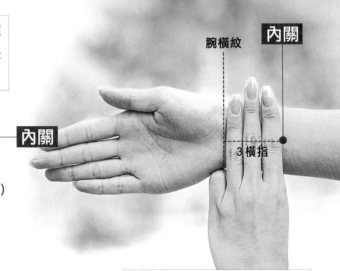

腕橫紋　內關

3 橫指

穴位功效

內關穴是人體的養生大穴，善治內臟疾病，尤其有助於防治心臟疾患。現代研究還發現，內關穴對心臟功能具有雙向調節作用，可使心功能趨於正常，使失調變平衡。

快速取穴：在前臂前區，從腕橫紋向上量 3 橫指，兩條索狀筋之間，即是內關穴。

一穴多用

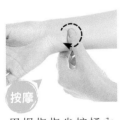

按摩

用拇指指尖按揉內關穴，按捏10~15分鐘，對於心煩、胃痛有很好的療效。

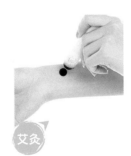

艾灸

用艾條溫和灸5~20分鐘，每天1次，可用於治療經痛。

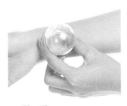

拔罐

用火罐留罐5~10分鐘，隔天1次，可用於治療前臂痛。

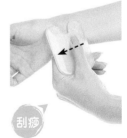

刮痧

從上向下刮拭3~5分鐘，隔天1次，可用於治療心悸、失眠、癲狂、熱病等。

73. 肺俞穴——哮喘病

肺主氣，司呼吸，主宣發、肅降，通調水道，朝會百脈，在體合皮，其華在毛，開竅於鼻。故以上所有功能異常所引發的疾病，均屬於與肺有關之病，所以，皮膚瘙癢、色斑、粉刺、身體水腫等病症，都可取肺俞穴而治。

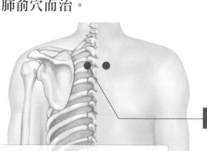

肺俞

椎骨高突

← 3 個椎體

肺俞

2 橫指

精確定位：在脊柱區，第 3 胸椎棘突下，後正中線旁開 1.5 寸。

快速取穴：頸背交界處椎骨高突向下推 3 個椎體，下緣旁開 2 橫指處，即是肺俞穴。

穴位功效

肺俞穴善治呼吸方面的病變，尤其是慢性疾病和器質性病變，都可以通過指壓此穴進行治療。此外，肺與皮膚關係密切，故肺俞也治皮膚疾病，如牛皮癬、慢性濕疹等。

一穴多用

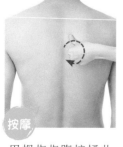

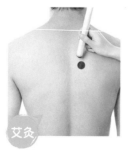

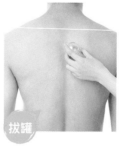

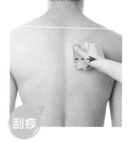

按摩
用拇指指腹按揉此穴，可以很快緩解哮喘，對於慢性哮喘也很有療效。

艾灸
用艾條溫和灸5~20分鐘，每天1次，可用於治療咳嗽、氣喘、胸滿。

拔罐
用火罐留罐5~10分鐘，隔天1次，可用於治療肩背痛、頭痛、傷風等疾病。

刮痧
從中間向外側刮拭3~5分鐘，隔天1次，可用於治療發熱、傷風等疾病。

74. 太淵穴──宣肺益氣

太淵穴最為擅長的就是治療肺內之病。
太淵穴是「脈」的會穴，中醫切脈為什
麼要取手腕寸、關、尺部位，就是因為
「脈」之會穴──太淵穴在此的緣故。

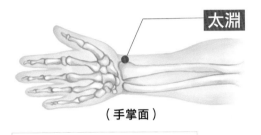

（手掌面）

太淵

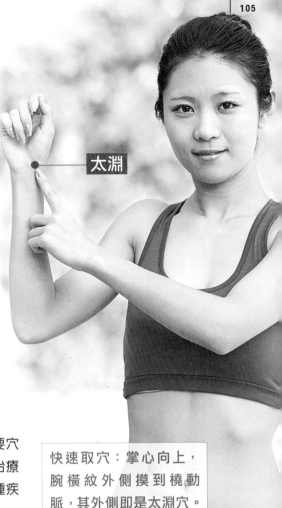

太淵

精確定位：在腕前區，橈骨
莖突與舟狀骨之間，拇長展
肌肌腱尺側凹陷中。

穴位功效

太淵穴是診治體內肺經和肺臟疾病的重要穴
位，有補益肺氣、通脈止痛的作用，常用於治療
脾肺兩虛造成的咳嗽痰多以及有關血管的各種疾
病，如血管性偏頭痛、脈管炎、腦血栓等。

快速取穴：掌心向上，
腕橫紋外側摸到橈動
脈，其外側即是太淵穴。

一穴多用

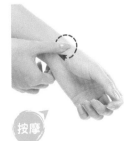

按摩

用拇指指腹用力點
按太淵穴，每穴按
揉3分鐘，可以很快
緩解咳嗽、哮喘。

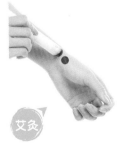

艾灸

用艾條溫和灸5~20
分鐘，每天1次，可
用於治療咯血、胸
悶、乳房刺痛。

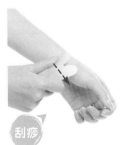

刮痧

從上向下刮拭3~5
分鐘，隔天1次，可
用於治療便血、咯
血、目赤、發熱。

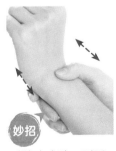

妙招

手腕疼痛時，可用一
手輕托另一隻手的手
腕，上下擺動，再結
合按壓太淵穴。

75. 肝俞穴——清肝明目

肝的生理功能：主疏泄、藏血，在體為筋，其華
在爪，開竅於目。因此，肝氣鬱積則肋部疼痛；
血不養目則視力下降；藏血異常則吐血、月經不
順；筋脈不通則腰背酸痛。按壓肝俞穴，可疏肝
理氣、養血明目、潛陽息風。

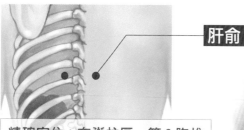

肝俞

精確定位：在脊柱區，第 9 胸椎
棘突下，後正中線旁開 1.5 寸。

後正中線

2 個椎體

肩胛骨下角
水平連線

肝俞

2 橫指

快速取穴：肩胛骨下角水
平連線與脊柱相交椎體處，
往下推 2 個椎體，下緣旁
開 2 橫指處，即是肝俞穴。

穴位功效

　　肝俞穴，肝的背腧穴，多用於
治療急慢性肝炎、近視、視力下降
等。又因肝藏血，還可治月經不順、
妊娠腹痛等需調血安神之疾。

一穴多用

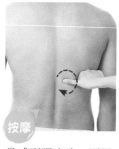

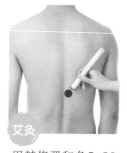

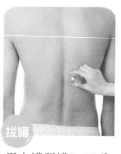

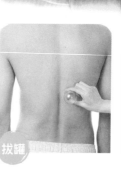

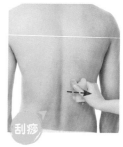

按摩

當感到眼痛時，可用
拇指按揉肝俞穴，做
旋轉運動，每次持續
10~30 分鐘。

艾灸

用艾條溫和灸 5~20
分鐘，每天 1 次，可
用於治療少腹痛、
疝氣。

拔罐

用火罐留罐 5~10 分
鐘，隔天 1 次，可用
於治療肩背痛、轉
筋等疾病。

刮痧

從中間向外側刮拭
3~5 分鐘，隔天 1
次，可治療急躁易
怒、黃疸、目赤腫
痛等疾病。

76. 太衝穴 —— 清肝火、消怒氣

太衝穴作為足厥陰經的腧穴，肝之原穴，不論是肝火、肝陽、肝氣、肝風，皆可取其瀉之、平之。由於肝藏血、主氣機疏泄的緣故，若是將太衝穴與合谷穴配合應用，能更好地調理體內氣血之病。

精確定位：位於人體足背側，當第 1 蹠骨間隙的後方凹陷處。

快速取穴：由第 1、第 2 趾間縫紋向足背上推，至第 1、第 2 趾骨結合部前方，可感到有一凹陷，即為太衝穴。

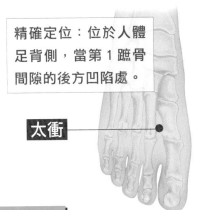

太衝

太衝

穴位功效

太衝穴是肝經上的「消氣穴」，是容易著急上火之人的一大法寶。由於肝經的循行路線是自下而上，順經為補，逆經為瀉，因此消怒火應逆著肝經推，即向大腳趾的方向推，要有力道，以產生酸脹感為最佳。

一穴多用

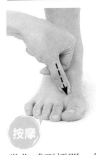

按摩

當你感到煩悶、焦慮時，只要推按太衝穴 3 分鐘，胸中的怒氣就會一掃而空。

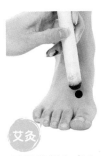

艾灸

用艾條溫和灸 5~20 分鐘，每天 1 次，可用於治療月經不順、遺尿等。

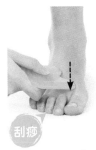

刮痧

從蹠趾關節向足尖方向刮拭 3~5 分鐘，可用於治療癲狂、失眠、淋證。

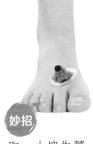

妙招

取一小塊生薑，切成大約硬幣厚度，施灸時將其放在太衝穴上，可以加強其治療效果。

77. 膽俞穴──養膽護體

膽汁來源於肝，在肝氣的疏泄作用下排泄而注入腸中，以促進飲食水穀的消化和吸收。若肝膽的功能失常，膽汁的分泌排泄受阻，就會影響脾胃的消化功能，出現厭食、腹脹、腹瀉等症狀。

精確定位：在脊柱區，第 10 胸椎棘突下，後正中線旁開 1.5 寸。

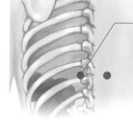

膽俞

後正中線

3 個椎體

肩胛骨下角
水平連線

2 橫指

膽俞

穴位功效

膽俞穴是膽的背腧穴，主治膽經疾病，如膽囊炎、膽結石、驚悸、失眠等。

快速取穴：肩胛骨下角水平連線與脊柱相交椎體處，往下推 3 個椎體，下緣旁開 2 橫指處，即是膽俞穴。

一穴多用

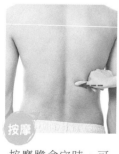

按摩

按摩膽俞穴時，可用拇指點壓該穴，堅持每分鐘按摩 100 次。

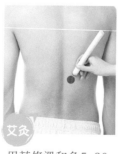

艾灸

用艾條溫和灸 5~20 分鐘，每天 1 次，可用於治療嘔吐、脅痛。

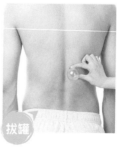

拔罐

用火罐留罐 5~10 分鐘，隔天 1 次，可用於治療骨蒸潮熱、耳鳴、耳聾等疾病。

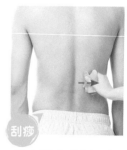

刮痧

從中間向外側刮拭 3~5 分鐘，隔天 1 次，可用於治療黃疸、骨蒸潮熱。

78. 日月穴——膽疾

只要是膽經瘀阻的問題，像膽囊炎、膽結石等，按壓日月穴都會有很明顯的痛點。多揉揉它，就可以防治。

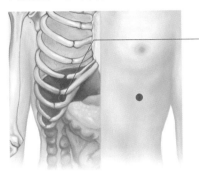

日月

← 3 個肋間隙

日月

精確定位：在胸部，第 7 肋間隙，前正中線旁開 4 寸。

快速取穴：站立，自乳頭垂直向下推 3 個肋間隙，按壓有酸脹處，即是日月穴。

穴位功效

日月穴，是膽的募穴，是膽腑精氣在胸腹部彙集之穴，以治療膽囊炎、膽結石、膽絞痛等膽本身疾患為主。

一穴多用

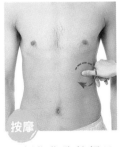

按摩

用拇指指腹按揉日月穴，對慢性膽囊炎臨床症狀改善有良好效果。

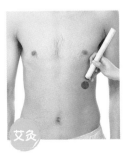

艾灸

用艾條溫和灸5~20分鐘，每天1次，可用於治療胸脅痛。

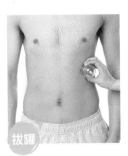

拔罐

用火罐留罐5~10分鐘，或連續走罐5分鐘，隔天1次，可用於治療胸脅痛。

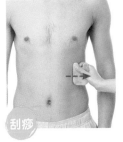

刮痧

從中間向兩側刮拭3~5分鐘，隔天1次，可用於治療胸滿脅痛、嘔吐、吞酸。

79. 脾俞穴 —— 食慾不振

脾主食物的運化、吸收與代謝，故脾與胃一起被稱為「氣血生化之源」「後天之本」，這足以證明脾對人體的重要。養生保健貴在健脾，健脾之道就在脾俞穴。

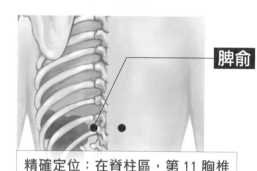

脾俞

精確定位： 在脊柱區，第 11 胸椎棘突下，後正中線旁開 1.5 寸。

脾俞

2 橫指

3 個椎體 →

肚臍水平線

後正中線

快速取穴： 肚臍水平線與脊柱相交椎體處，往上推 3 個椎體，下緣旁開 2 橫指處，即是脾俞穴。

穴位功效

脾俞穴能促進脾的運化功能，有促進消化吸收的作用，主治脾的病症，尤其是因消化功能減弱而致的身體衰弱。另外，此穴還是氣血生化之源，可補脾攝血，治療貧血等病症。

一穴多用

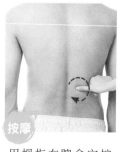

按摩
用拇指在脾俞穴按揉 1~3 分鐘。經常按摩，可改善食慾低下、便溏、水腫。

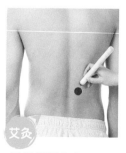

艾灸
用艾條溫和灸 5~20 分鐘，每天 1 次，可用於治療胃寒證、寒濕腹瀉。

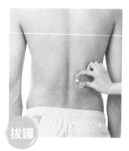

拔罐
用火罐留罐 5~10 分鐘，隔天 1 次，可用於治療嘔吐、水腫、腹脹痛。

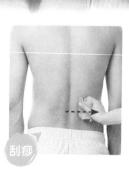

刮痧
從中間向外側刮拭 3~5 分鐘，隔天 1 次，可用於治療痢疾、便血、乏力。

80. 太白穴 —— 健脾化濕

當人體的消化系統出現障礙時，首先應考慮的是脾的問題，而治脾之病，非足太陰經莫屬，太白穴則是其中一個要穴。

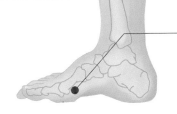

精確定位：在蹠區，第 1 蹠趾關節近端赤白肉際凹陷中。

太白

快速取穴：足大趾與足掌所構成的關節，後下方掌背交界線凹陷處，即是太白穴。

太白

穴位功效

太白穴是脾經經氣的重要輸出之穴，按摩此穴可健脾化濕。久病後脾胃虛弱、身體沉重、疲勞乏力，難以復原者，宜取本穴治療。

一穴多用

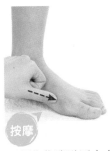

按摩

用拇指指腹點壓太白穴，揉按10分鐘，每天1~3次，可增進食慾、理氣和胃。

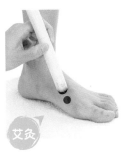

艾灸

用艾條溫和灸5~20分鐘，每天1次，可用於治療寒濕腹瀉、完穀不化。

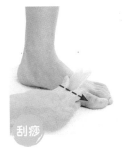

刮痧

從踝部向足尖方向刮拭3~5分鐘，隔天1次，可用於治療腹瀉。

81. 胃俞穴 —— 養胃和胃

胃的主要功能是：主受納，腐熟水穀，主通降，以降為和。因此，調節人之胃氣，最重要的一點就是不可失於通降。所以取胃俞穴而治，可行中和胃，令其受納正常、升降有序，保證食物消化吸收功能的正常運行。

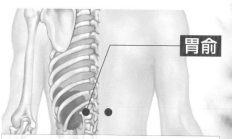

胃俞

精確定位：在脊柱區，第 12 胸椎棘突下，後正中線旁開 1.5 寸。

胃俞

2 橫指

2 個椎體→

肚臍水平線

後正中線

穴位功效

　　胃俞穴可以看作是胃的排毒通道。進行指壓或按摩可增強胃的功能，尤其對治療胃腸慢性疾病效果顯著，配合中脘穴、脾俞穴、足三里穴效果更明顯。

快速取穴：肚臍水平線與脊柱相交椎體處，往上推 2 個椎體，下緣旁開 2 橫指處，即是胃俞穴。

一穴多用

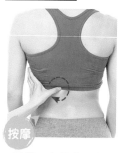

按摩

經常用拇指指腹按揉此穴，可有效改善消化不良的症狀。

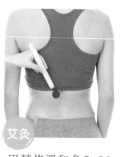

艾灸

用艾條溫和灸5~20分鐘，每天1次，可用於治療胃寒證、嘔吐等疾病。

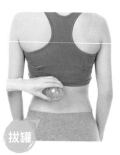

拔罐

用火罐留罐5~10分鐘，或連續走罐5分鐘，隔天1次，可以行中和胃。

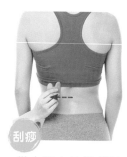

刮痧

從中間向外側刮拭3~5分鐘，隔天1次，可用於治療消化不良、腹瀉。

註：艾灸、拔罐應直接對準皮膚，此圖僅為示意。

82. 梁丘穴——胃痛

梁丘穴最能反映胃功能的正常與否。中醫認為，人的乳房屬胃、乳頭屬肝，而膝關節、小腿又十分靠近該穴位，故胃脘、乳腺炎症、膝關節疼痛不能伸屈以及小腿疾病，取梁丘穴尤為合適。

梁丘

梁丘

精確定位：在股前區，髕底上2寸，股外側肌與股直肌肌腱之間。

穴位功效

梁丘穴是治胃病的常用穴，擅長治療胃痛、胃酸過多，有緩解胃脘疾患急性發作的作用。

快速取穴：下肢用力蹬直，髕骨外上緣上方凹陷正中處，即是梁丘穴。

一穴多用

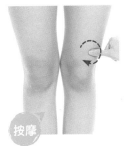

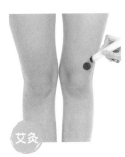

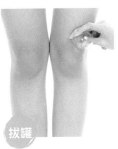

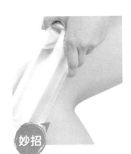

按摩
如果胃痛突然發作，用力按揉兩側梁丘穴，持續3~5分鐘，可快速緩解。

艾灸
用艾條溫和灸5~20分鐘，每天1次，可用於治療下肢寒痹、胃寒、乳癰。

拔罐
用火罐留罐5~10分鐘，隔天1次，用於治療腰腿酸痛、胃痛。

妙招
長時間站立行走導致膝部疼痛，可用帶密封蓋的熱水杯熱敷梁丘穴，再指壓。

83. 腎俞穴——護腎強腎

人之健康、病之發生，都與腎氣的強弱有關，無論疾病或者虛損，最終都會累及於腎，所以，不論是養生保健，還是防病治病，中醫一直都非常重視腎氣的保護與調補。若要用穴位治療，首推腎俞穴。

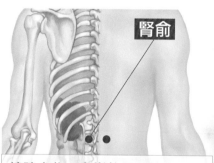

腎俞

精確定位：在脊柱區，第 2 腰椎棘突下，後正中線旁開 1.5 寸。

腎俞

2 橫指

肚臍水平線

後正中線

快速取穴：肚臍水平線與脊柱相交椎體處，下緣旁開 2 橫指處，即是腎俞穴。

穴位功效

中醫歷來重視腎氣的保養，作為腎的保健要穴，刺激腎俞可益腎固精、利腰髓。對於腰痛、腎臟疾病、高血壓等都有保健治療效果。

一穴多用

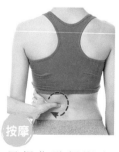

按摩 用拇指點揉腎俞穴，每天睡前按摩此穴，可延緩衰老、延年益壽。

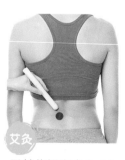

艾灸 用艾條溫和灸5~20分鐘，每天1次，可用於治療水腫、月經不順等疾病。

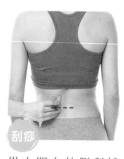

刮痧 從中間向外側刮拭3~5分鐘，隔天1次，可用於治療耳鳴、耳聾、少氣、咳喘。

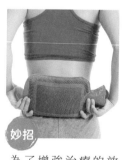

妙招 為了增強治療的效果，指壓前後，可用熱毛巾或熱水袋在腎俞穴進行熱敷。

84. 京門穴——補腎

京門穴雖然在膽經上，但它是腎的募穴，腎氣很容易在這裡彙聚。刺激京門穴可起到調節腎氣的功效。對腎虛、腰痛有緩解作用。

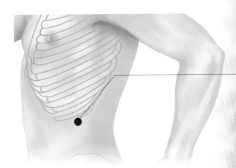

京門

精確定位：在上腹部，第12 肋骨游離端下際。

京門

章門

2 橫指

穴位功效

京門穴可以補脾益腎、利濕退腫，主治脅肋痛、腹脹、腰脊痛、尿黃、腎炎等症。

快速取穴：直立，章門後2 橫指處，即是京門穴。

一穴多用

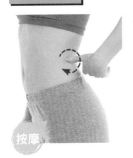

按摩

腎虛的人，平時應多按摩此穴。按摩時要用手指來揉此穴，稍稍用力即可。

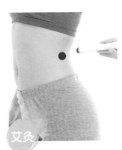

艾灸

用艾條溫和灸5~20分鐘，每天1次，可用於治療胸脅痛、腹痛、水腫等。

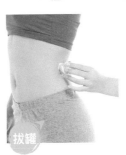

拔罐

用火罐留罐5~10分鐘，隔天1次，能利濕退腫。

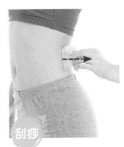

刮痧

從中間向外側刮拭3~5分鐘，隔天1次，可用於治療腰痛。

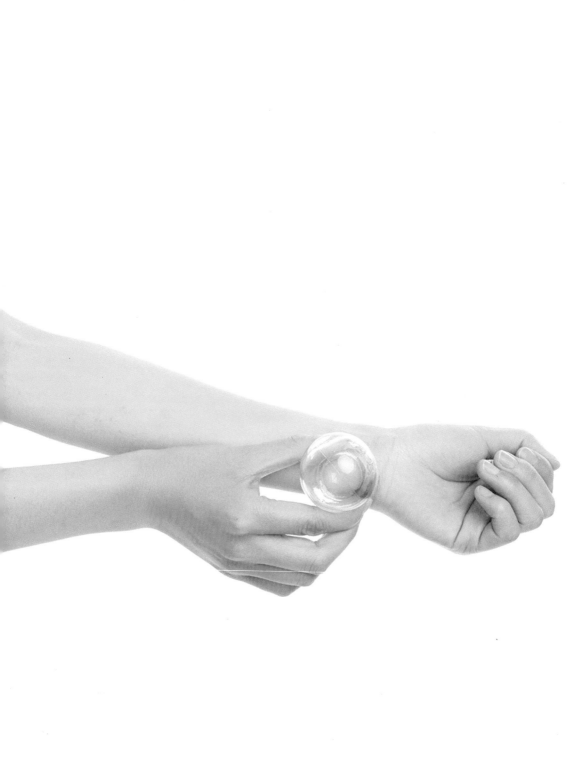

改善亞健康的
20個特效穴位

亞健康狀態是健康與疾病的中間狀態，處理得當可向健康
轉化，處理不當將直接導致嚴重的疾病，故改善亞健康狀
態，是防止疾病發生的重要手段。按摩是最天然、最自然
的療法，更益於消除亞健康，是提高人體免疫力、抵禦疾
病的有效保健手段。

85. 瞳子髎穴——目赤眼花

人體衰老往往都是從機體的兩端——頭與腳開始的。因此，頭面部皮膚的粗糙、鬆弛、皺紋以及視力下降，通常都是衰老的最早信號。所以人若要抗衰防老、養顏美容，必須經常關注頭面部和下肢腳足的血液供應與新陳代謝。

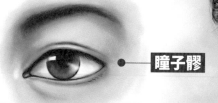

禁 拔火罐

瞳子髎

瞳子髎

精確定位：在面部，目外眥外側 0.5 寸凹陷中。

快速取穴：目外眥旁，眼眶外側緣處，即是瞳子髎穴。

穴位功效

位於眼周附近的瞳子髎穴，有清腦明目的功效。指壓此穴，不但能夠促進眼部血液循環，治療常見的眼部疾病，還可以去除眼角皺紋，解決頭痛等頭面部的疾患。

一穴多用

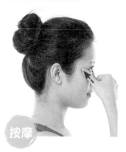

按摩
每天堅持用兩拇指用力垂直揉按瞳子髎穴1~3分鐘。可以改善眼紅眼花。

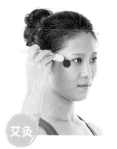

艾灸
用艾條溫和灸5~20分鐘，每天1次，可用於治療近視、偏頭痛。

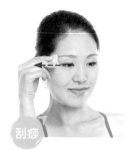

刮痧
從中間向外側刮拭3~5分鐘，隔天1次，可有助於清腦明目。

86. 下關穴——牙痛、耳鳴

面部的三叉神經經過下關穴，而且下關穴與顳頜關節、咀嚼肌的位置非常近。它的正常與否，對於人體的口腔運動、食物吞咽、面部表情，具有十分重要的影響。

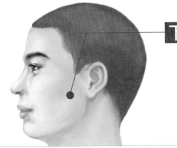

下關

精確定位：在面部，顴弓下緣中央與下頜切跡之間凹陷處。

下關

穴位功效

下關穴在中醫臨床中的應用比較廣泛，有消腫止痛、聰耳通絡的作用。對耳聾、耳鳴、牙痛等病症的治療效果很好。另外，面部的三叉神經經過此穴，因此能夠治療各種原因引起的面癱和三叉神經痛。

快速取穴：沿著頰車穴往上，到耳朵前邊，用手摸有一個凹陷，一張嘴這個凹陷裡面就有一個包被頂出來，這個包即是。

一穴多用

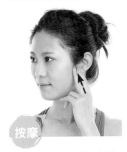
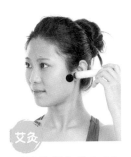
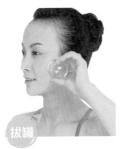
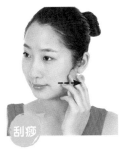

按摩

牙痛時，用指腹按壓下關穴3分鐘，耳鳴症狀頓消，牙痛也會有所緩解。

艾灸

用艾條溫和灸5~20分鐘，每天1次，可用於治療牙痛、下頜關節功能紊亂。

拔罐

用火罐留罐5~10分鐘，隔天1次，可用於治療牙痛、耳鳴、耳聾。

刮痧

從中間向外側刮拭下關穴3~5分鐘，隔天1次，可以消腫止痛。

87. 大椎穴——感冒清熱

大椎穴，古人又稱其為百勞穴，顧名思義，該穴具有治療身體勞累、虛損的功效，而現代研究也已證明了這一點。若要驅除身體疲勞與虛弱，養生保健、延年益壽，千萬不要忽略了大椎穴。

大椎

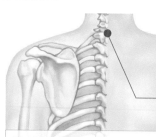

大椎

精確定位：在脊柱區，第 7 頸椎棘突下凹陷中，後正中線上。

穴位功效

　　大椎穴位於督脈之上，能主宰全身陽氣，是調節全身功能的要穴，有祛風除濕、增強身體抗禦外邪的能力，尤其對虛寒和痰濁所致的感冒效果較好。

快速取穴：稍低頭，頸背交界椎骨高突處椎體下緣凹陷處，即是大椎穴。

一穴多用

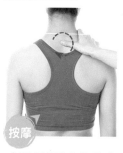

按摩

每天用拇指指腹按摩大椎穴1~3分鐘，有增強身體抵抗力的作用，也可預防感冒。

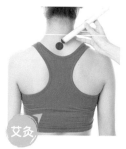

艾灸

用艾條溫和灸5~20分鐘，每天1次，可用於治療頸項冷痛。

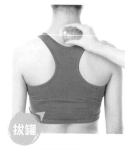

拔罐

用火罐留罐5~10分鐘，隔天1次，可用於治療肩背痛、中風。

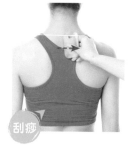

刮痧

從中間向外側刮拭3~5分鐘，隔天1次，可用於治療心煩、熱病。

88. 陶道穴——愉悅身心

陶道穴是可調節人體整體氣血循環的穴位。它治療的病症不是局部而是整體的病症，所以，陶道穴的作用非常大。用現代醫學的觀點來説，刺激它可以調節人體的免疫力，使人體處於一種健康的狀態。

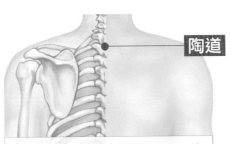

陶道

精確定位：在脊柱區，第 1 胸椎棘突下凹陷中，後正中線上。

椎骨高突

1 個椎體 →

陶道

快速取穴：低頭，頸背交界椎骨高突處垂直向下推 1 個椎體，下緣凹陷處即是陶道穴。

穴位功效

陶道穴有清熱消腫、安神定志、柔肌止痛的功效，可以治療惡寒發熱、目眩、經閉、蕁麻疹、精神疾病等。

一穴多用

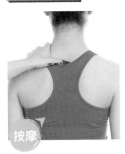

按摩
常用拇指指腹揉按陶道穴，可使心情安靜踏實、精神愉悅。

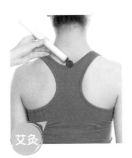

艾灸
用艾條溫和灸5~20分鐘，每天1次，可用於治療咳嗽、頸項冷痛。

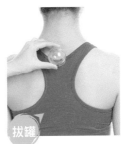

拔罐
用火罐留罐5~10分鐘，或連續走罐5分鐘，隔天1次，可用於治療頸項痛。

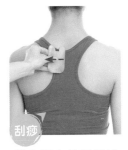

刮痧
從中間向外側刮拭3~5分鐘，隔天1次，可用於治療惡寒發熱、瘧疾。

註：艾灸、拔罐應直接對準皮膚，此圖僅為示意。

89. 神道穴——心絞痛

第 5 胸椎前方、胸廓之內，正是心的位置。心主神明，人的精神、意識、思維活動，都與心有關，因而中醫治療諸如失眠、驚悸類病症，大多從養心、寧心入手。故神道穴，就是心與精神之穴，能調節神志、促進睡眠。

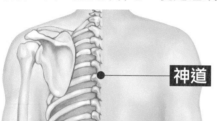

神道

精確定位：在脊柱區，第 5 胸椎棘突下凹陷中，後正中線上。

神道

肩胛骨下角水準連線

2 個椎體

後正中線

快速取穴：兩側肩胛下角連線與後正中線相交處向上推 2 個椎體，下緣凹陷處即是神道穴。

穴位功效

神道穴位於脊背上部，屬於督脈，與體內的心肺相鄰，可補益心氣，寧神止痛，治療心痛、失眠、咳喘等病症，還可以調節心肺功能。

一穴多用

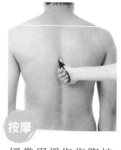

按摩
經常用拇指指腹按壓神道穴可緩解心臟供血不足，治療心絞痛。

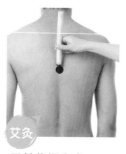

艾灸
用艾條溫和灸5~20分鐘，每天1次，可用於治療心悸、心痛。

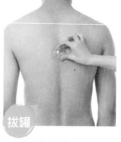

拔罐
用火罐留罐5~10分鐘，隔天1次，可用於治療失眠健忘、肩背痛。

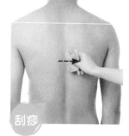

刮痧
從中間向外側刮拭3~5分鐘，隔天1次，可用於治療肩背痛。

90. 三焦俞穴——增食慾

三焦是中醫學裡非常獨特的概念，膈之上為上焦，膈與臍之間為中焦，臍以下為下焦。三焦一旦發生異常，上損傷至心肺，中影響到脾胃，下波及於腎與膀胱。三焦俞穴治療範圍十分廣泛，幾乎涉及人體所有方面。

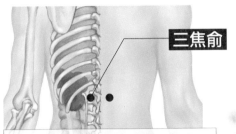

三焦俞

精確定位：在脊柱區，第 1 腰椎棘突下，後正中線旁開 1.5 寸。

三焦俞

2 橫指

1 個椎體

後正中線

肚臍水平線

穴位功效

三焦俞穴有溫中健脾、和胃止痛、補益肝腎的功效，主治水腫、小便不利、遺尿、腹水、腸鳴、泄瀉等症。

快速取穴：肚臍水平線與脊柱相交椎體處，往上推 1 個椎體，下緣旁開 2 橫指處，即是三焦俞穴。

一穴多用

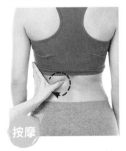

按摩

經常用拇指指腹按揉三焦俞穴，可增進食慾。

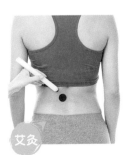

艾灸

用艾條溫和灸 5~20 分鐘，每天 1 次，可用於治療小便不利、水腫等。

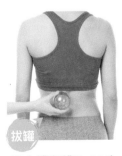

拔罐

用火罐留罐 5~10 分鐘，隔天 1 次，可用於治療腹瀉、痢疾等疾病。

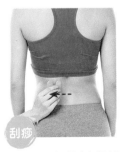

刮痧

從中間向外側刮拭 3~5 分鐘，隔天 1 次，可用於治療水腫、腹瀉、痢疾等疾病。

91. 石關穴——脾胃虛寒

石關穴位於腎經的前線，有通往肺經、小腸經和任脈的串經。可以治療腎經、肺經、小腸經和任脈小腹部的疾病。

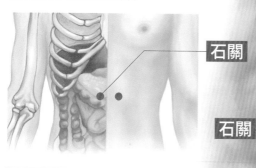

石關

石關

前正中線

半橫指

4 橫指

精確定位：在上腹部，臍中上3 寸，前正中線旁開 0.5 寸。

快速取穴：肚臍上 4橫指，再旁開半橫指處，即是石關穴。

穴位功效

石關穴主治嘔吐、腹痛、不孕等脾胃虛寒之症，有降逆止嘔、溫經散寒之功效。

一穴多用

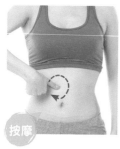

按摩

用拇指指腹按揉石關穴，以有酸脹感覺為準，每次按揉3~5分鐘。

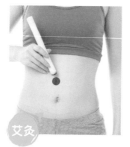

艾灸

用艾條溫和灸5~20分鐘，每天1次，可用於治療脾胃虛寒。

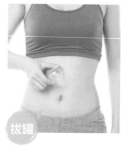

拔罐

用火罐留罐5~10分鐘，或連續走罐5分鐘，隔天1次，可用於治療腹痛。

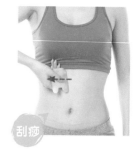

刮痧

從中間向外側刮拭3~5分鐘，隔天1次，可用於治療嘔吐、不孕等疾病。

92. 天突穴──聲音嘶啞

頸部中存在著很多重要的器官,平時應該注意維持這些重要通道的暢通。對天突穴的指壓手法不宜過重、過深,以免造成相關組織的損傷。

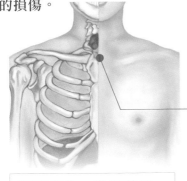

天突

天突

> 精確定位:在頸前區,胸骨上窩,前正中線上。

天突

> 快速取穴:由喉結直下可摸到一凹中央窩,中央處即是天突穴。

穴位功效

天突穴即是通常我們所說的咽喉,主治咽喉及呼吸系統疾病,有止咳平喘、清熱利咽、降逆下氣的功效。

一穴多用

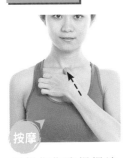

按摩

用拇指指腹慢慢地按壓天突穴1~2分鐘,可以潤肺化痰、清咽亮嗓。

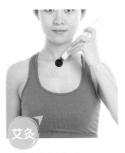

艾灸

用艾條溫和灸5~20分鐘,每天1次,可用於治療咳嗽、哮喘。

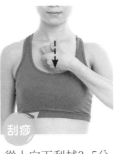

刮痧

從上向下刮拭3~5分鐘,隔天1次,可用於治療咳嗽、梅核氣、暴喑(嗓音嘶啞)等疾病。

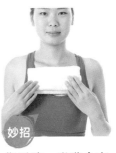

妙招

指壓時,喉嚨會有壓迫感,最好用指腹輕輕按壓或先敷上毛巾或手帕。

93. 大橫穴——防治營養過剩

在經絡療法中，有的穴位具有雙向調節的功能。以大橫穴為例，既可治腹瀉，又能通便秘；既可解決食慾缺乏，又能治療營養過剩，身兼增肥減肥雙重身份。

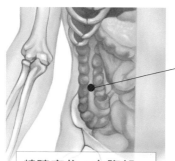

精確定位：在腹部，臍中旁開 4 寸。

大橫

大橫

肚臍

5 橫指

快速取穴：肚臍水準旁開 5 橫指處，即是大橫穴。

穴位功效

　　大橫穴有和胃止痛、通經活絡的功效，主治腹脹、腹寒痛、痢疾、腹瀉、便秘。

一穴多用

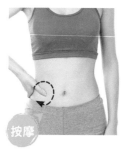

按摩

用拇指指腹按摩大橫穴200次，可以促進腸胃消化。

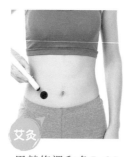

艾灸

用艾條溫和灸5~20分鐘，每天1次，可用於治療腹部冷痛或脾胃虛寒。

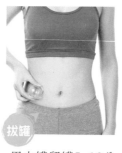

拔罐

用火罐留罐5~10分鐘，隔天1次，可用於治療便秘。

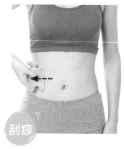

刮痧

從中間向兩側刮拭3~5分鐘，隔天1次，可用於治療多汗、善悲。

94. 曲澤穴——長期胸悶、心慌

心包是心臟的周邊組織，對心臟起著一定的保護作用。因此，手厥陰心包經常常可反映出體內心血管系統的健康狀況。加上曲澤穴又是手厥陰心包經的合穴，尤其適合治療各種心血管疾病，具有寬胸行氣、活血止痛的作用。

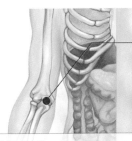

曲澤

曲澤

精確定位：在肘前區，肘橫紋上，肱二頭肌肌腱的尺側緣凹陷中。

穴位功效

　　曲澤穴有疏通心絡、止痛止瀉的作用，可用於治療心火引起的心痛、心悸等病症。曲澤穴止瀉的作用也很明顯，配合內關穴、大陵穴等穴，治療急性胃腸炎的效果較好。

快速取穴：肘微彎，肘彎裡可摸到一條大筋，內側橫紋上可觸及一凹陷，即是曲澤穴。

一穴多用

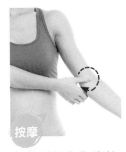

按摩
經常用拇指指腹按摩曲澤穴，就能起到改善胸悶、心慌的作用。

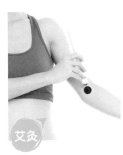

艾灸
用艾條熏灸曲澤穴可補益心氣，改善血液循環。

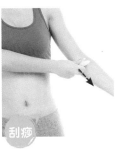

刮痧
從上向下刮拭3~5分鐘，隔天1次，可用於治療心痛。

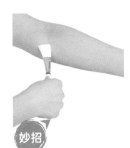

妙招
出現心律失常時，可迅速按壓或用刷子刺激曲澤穴，以緩解病情。

95. 支溝穴——排除體內毒素

五臟六腑之中，三焦作為氣與液運行的場所和通道，其主要功能就是排泄身體新陳代謝所產生的各種代謝產物。例如，上焦心主汗液的分泌；中焦脾主水濕的運化，大腸負責糞便的排出；下焦膀胱管尿液的下泄。

（手臂外側）

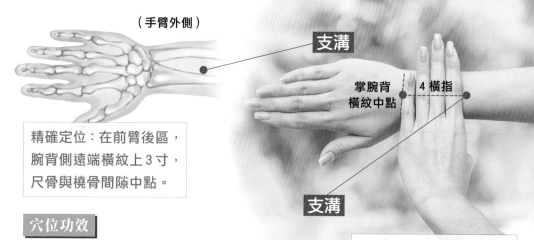

支溝

掌腕背
橫紋中點　4 橫指

支溝

> 精確定位：在前臂後區，腕背側遠端橫紋上 3 寸，尺骨與橈骨間隙中點。

穴位功效

　　支溝穴有泄除三焦火氣、疏通三焦經脈的作用，常用於治療由人體新陳代謝的廢棄物排泄不暢所引起的疾病，如便秘。中醫歷來有「脅痛覓支溝」的說法，可見，支溝穴也是治療脅肋疼痛的有效穴位。

> 快速取穴：抬臂俯掌，掌腕背橫紋中點直上 4 橫指，前臂兩骨頭之間的凹陷處，即是支溝穴。

一穴多用

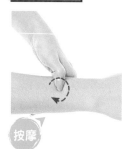

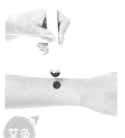

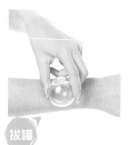

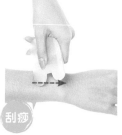

按摩
用拇指指腹按揉此穴，以有酸脹感為宜，能促進排毒，使人氣色越來越好。

艾灸
用艾條溫和灸 5~20 分鐘，每天 1 次，可用於治療耳鳴、耳聾、偏頭痛。

拔罐
用火罐留罐 5~10 分鐘，隔天 1 次，可用於治療前臂疼痛、肩背酸痛。

刮痧
從上向下刮拭 3~5 分鐘，隔天 1 次，可用於治療偏頭痛、耳鳴、耳聾、暴喑。

96. 陰郄穴 —— 盜汗、驚悸

盜汗、驚悸多由陰虛引起的，表現為晚上睡覺心裡煩躁，常做惡夢，一出汗就醒，醒時不出汗。中醫上管這種情況叫骨蒸盜汗。這時按摩陰郄穴尤其有效。

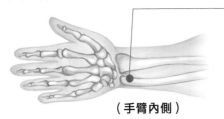

陰郄

（手臂內側）

陰郄

精確定位：在前臂前區，腕掌側遠端橫紋上0.5寸，尺側腕屈肌腱的橈側緣。

快速取穴：仰掌用力握拳，沿兩筋之間的凹陷，從腕橫紋向上量半橫指處，即是陰郄穴。

穴位功效

陰郄穴不僅可以清心安神，還可以調節心痛驚恐等情緒方面的問題，主治胃脘部疼痛、吐血、心痛、盜汗、失語等症。

一穴多用

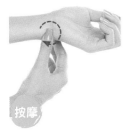

按摩

平時容易盜汗的人可每天用拇指指腹按揉陰郄穴，有很好的調理功效。

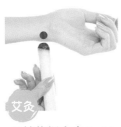

艾灸

用艾條溫和灸5~20分鐘，每天1次，可用於治療心痛、吐血、衄血。

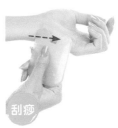

刮痧

從上向下刮拭3~5分鐘，隔天1次，可用於治療骨蒸潮熱、盜汗、驚悸。

97. 間使穴——治呃逆

呃逆的發生，主要是由於胃氣上逆所致。間使穴屬
心包經，其還連絡三焦，能疏導三焦之氣，尤長於
行氣散滯，所以有寬膈利氣、治療呃逆的功效。

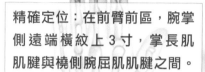

精確定位：在前臂前區，腕掌
側遠端橫紋上 3 寸，掌長肌
肌腱與橈側腕屈肌肌腱之間。

間使

（手臂內側）

腕橫紋

4 橫指

間使

穴位功效

　　間使穴有定悸止驚、清熱濕利的功
效，主治嘔吐、中風、小兒驚厥、精神
疾病、蕁麻疹等症。

快速取穴：從腕橫紋向
上 4 橫指，兩條索狀筋
之間，即是間使穴。

一穴多用

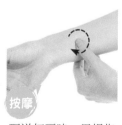

按摩

呃逆打嗝時，用拇指
指腹用力按揉間使
穴，按摩1~3分鐘，
即可消除症狀。

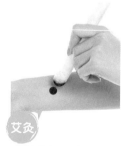

艾灸

用艾條溫和灸5~20
分鐘，每天1次，
可用於治療前臂冷
痛、心悸等。

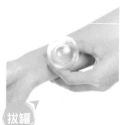

拔罐

用火罐留罐5~10分
鐘，隔天1次，可用
於治療前臂痛。

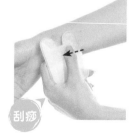

刮痧

從上向下刮拭3~5
分鐘，隔天1次，可
用於治療煩躁、癲
狂、瘧疾等。

98. 中衝穴 —— 補益肝腎

中衝穴的主要功效為清熱開竅、寧心安神，臨床上若出現因高熱中暑或心腦血管意外引發的意識模糊、言語不清、神經功能紊亂，可急取中衝穴按壓、針刺，甚至放血。

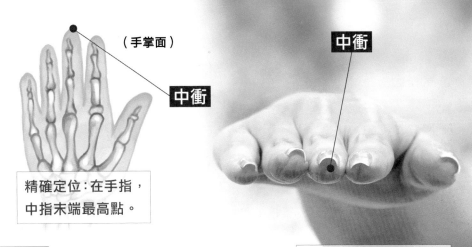

（手掌面）

中衝

中衝

中衝

精確定位：在手指，中指末端最高點。

快速取穴：俯掌，在手中指尖端的中央取穴。

穴位功效

中衝穴位於手厥陰心包經的末端，有開竅、清心、泄熱的功效，為人體保健養生的常用穴之一。中衝穴在現代常用於治療昏迷、中暑、心絞痛等病症。

一穴多用

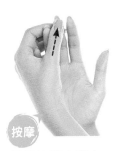

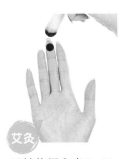

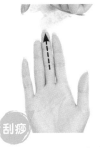

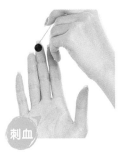

按摩
經常按摩中衝穴，能讓肝腎功能得以恢復。

艾灸
用艾條溫和灸5~20分鐘，每天1次，可用於治療心痛。

刮痧
從手指近端向遠端刮拭3~5分鐘，每天3~5次，可用於治療心痛、神昏。

刺血
用三菱針在中衝點刺放血1~2毫升，可用於治療小兒驚風。

99. 少衝穴——保養心臟

少衝穴屬於手少陰經的井穴，故一切心臟疾患以及由心所主管的神經、精神功能異常時，如焦慮、憂鬱、心情煩躁、沉默不語等症狀，皆可選擇少衝穴作為治療用穴，以刺激大腦皮層，阻斷惡劣情緒的蔓延與發展。

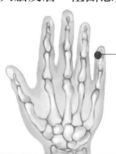

少衝

（手背面）

少衝

精確定位：在手指，小指末節橈側，指甲根角側上方 0.1 寸（指寸）。

穴位功效

有關心臟、神經的病症都可通過少衝穴來治療。少衝穴常被用作心臟病的急救穴，也是心臟保養的穴位。

快速取穴：沿小指甲底部與指橈側引線交點處，即是少衝穴。

一穴多用

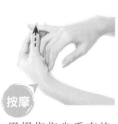

按摩
用拇指指尖垂直掐按穴位，每次掐按 1~3 分鐘，可寧心神、開胸悶。

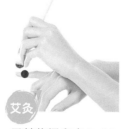

艾灸
用艾條溫和灸5~20分鐘，每天1次，可用於治療癲狂。

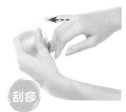

刮痧
從手指近端向遠端刮拭3~5分鐘，每天3~5次，可用於治療身熱、心痛。

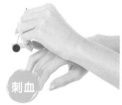

刺血
手指麻木、心痛者，可用三菱針在少衝點刺放血1~2毫升。

100. 豐隆穴——除濕化痰

中醫認為「百病皆由痰作祟」，人生氣時，氣就停留在某處，氣滯則血瘀，代謝就會緩慢，慢慢就結成了痰。而豐隆穴可除痰濕、清經絡，保障人體的健康。

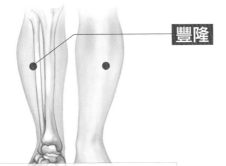

豐隆

豐隆

精確定位：在小腿外側，外踝尖上 8 寸，脛骨前肌的外緣。

犢鼻

豐隆

快速取穴：坐位屈膝，犢鼻穴與外踝尖連線中點，距離脛骨前脊 2 橫指處即是。

外踝尖

穴位功效

豐隆穴為足陽明經的絡穴，它既能治療手太陰肺經的病症，如咳嗽、痰多、支氣管哮喘，又可治足太陰脾經的病症，如高脂血症、肥胖症、便秘等。

一穴多用

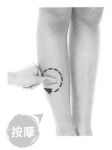

按摩

經常用拇指按揉豐隆穴200次，可用於治療各種痰證。

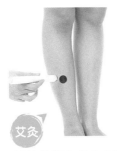

艾灸

用艾條溫和灸5~20分鐘，每天1次，可用於治療咳嗽、咳吐白痰。

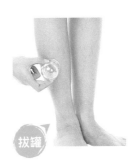

拔罐

用火罐留罐5~10分鐘，隔天1次，可用於治療下肢疼痛。

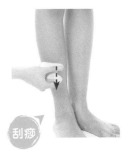

刮痧

從上向下刮拭3~5分鐘，隔天1次，可用於治療癲狂、癇證。

101. 公孫穴——胸腹疾患

公孫穴是足太陰經之絡穴，能健脾開胃，主治
消化不良、食欲呆滯、嘔吐泄瀉等胃腸疾病。
它又是八脈交會穴之一，通於衝脈，能治療女
性月經過多、面色萎黃之症。

精確定位：在蹠區，當第1
蹠骨底的前下緣赤白肉際處。

公孫

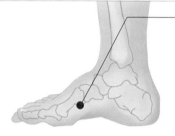

公孫

快速取穴：足大趾與
足掌所構成的關節內
側，弓形骨後端下緣
凹陷處，即是公孫穴。

穴位功效

公孫穴總督脾經和衝脈，統領全身。
其最直接、最明顯的功效體現在胸腹
部，如腹脹、腹痛、心痛、胃痛、胸痛，
都可以通過按摩公孫穴來治療或緩解。

一穴多用

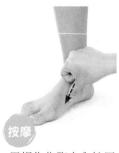

按摩

用拇指指腹向內按壓
穴位，有酸痛感。每
天早、晚各按1次，
每次1~3分鐘。

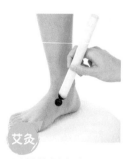

艾灸

用艾條溫和灸5~20
分鐘，每天1次，可
用於治療胃痛、嘔
吐、水腫。

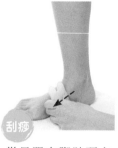

刮痧

從足跟向腳趾頭方
向刮拭3~5分鐘，隔
天1次，可用於治療
腹痛、失眠等。

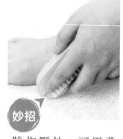

妙招

除指壓外，可用柔
軟的刷子輕輕摩擦
公孫穴，也能收到
很好效果。

102. 丘墟穴——提神醒腦

丘墟穴，為足少陽經的原穴，原穴與人體的原（元）氣有關，對人體健康具有非常重要的作用。丘墟穴既能用來診斷相關經絡、臟腑的疾病，又可治療所屬經絡與臟腑的疾病，具有診斷和治療的雙重作用。

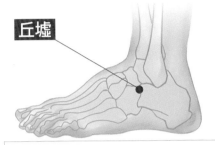

丘墟

精確定位：在踝區，外踝的前下方，趾長伸肌肌腱的外側凹陷中。

快速取穴：腳掌用力背伸，足背可見明顯趾長伸肌肌腱，其外側、足外踝前下方凹陷處，即是丘墟穴。

丘墟

穴位功效

　　丘墟穴是足少陽膽經上的要穴，具有疏肝利膽的作用。經常按摩，可以促進足少陽膽經氣血疏通，脈絡流暢。此外，據中醫文獻記載，丘墟穴治療胸脅疼痛的效果極佳。

一穴多用

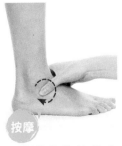

按摩

用拇指指腹按摩丘墟穴200次，每天堅持可以達到提神醒腦的效果。

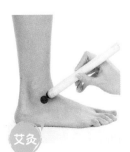

艾灸

用艾條溫和灸5~20分鐘，每天1次，可用於治療外踝痛、脅肋痛。

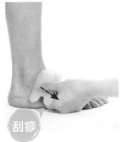

刮痧

從上向下刮拭3~5分鐘，隔天1次，可用於治療胸脅疼痛。

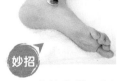

妙招

取一小塊生薑，切成大約硬幣厚度，施灸時將其放在丘墟穴上，可以加強治療效果。

103. 行間穴──目赤與頭痛

五行中腎水為母、肝木為子，按照「虛者補其母，實者瀉其子」的原則，腎內之火也可由行間穴而瀉。行間穴也可治生殖系統的疾病。

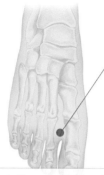

行間

行間

快速取穴：在足背部第 1、第 2 趾之間連接處的縫紋頭處，即是行間穴。

精確定位：在足背，第 1、第 2 趾間，趾蹼緣後方赤白肉際處。

穴位功效

作為足厥陰肝經上的要穴，行間穴的主要作用之一就是「泄肝火、疏氣滯」，用於治療肝火旺盛引起的頭痛、目赤、失眠等症，並且對肝氣鬱滯引起的脅痛、呃逆、月經不順等症的治療，常能起到立竿見影的效果。

一穴多用

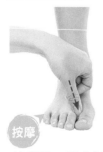

按摩
按摩時一面吐氣，一面用拇指指腹強壓穴位，如此重複，按壓2~3分鐘。

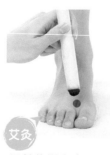

艾灸
用艾條溫和灸5~20分鐘，每天1次，可用於治療崩漏、陽痿。

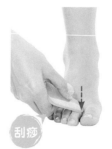

刮痧
從蹠趾關節向足尖方向刮拭3~5分鐘，隔天1次，可用於治療癲狂、失眠、眩暈、淋證等疾病。

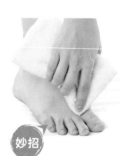

妙招
每天洗腳用柔軟的毛巾擦拭行間穴及腳部，可緩解一天的疲勞。

104. 內庭穴──清理口腔炎症

五行之中胃為陽土，若是過多食用辛辣溫熱之品，容易造成胃火熾盛，引發頭痛、面部痤瘡、酒糟鼻、口腔潰瘍、牙痛等症狀，此時就可取內庭穴，引火下瀉，以降胃氣。

精確定位：在足背，第 2、第 3 趾間，趾蹼緣後方赤白肉際處。

快速取穴：足背第 2、第 3 趾之間，皮膚顏色深淺交界處，即是內庭穴。

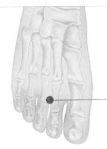

內庭

內庭

穴位功效

內庭穴能夠清瀉腸胃濕熱。由於胃經循行入齒，所以此穴治口腔疾病效果最佳。對於緩解頭面部的熱證，如咽喉腫痛、鼻衄等，都有很好的效果。

一穴多用

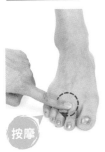

按摩

按摩時用食指指腹按揉內庭穴，適當按揉1~3分鐘。

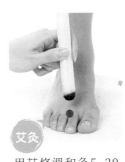

艾灸

用艾條溫和灸5~20分鐘，每天1次，可用於治療鼻衄、咽喉腫痛。

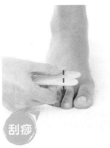

刮痧

從踝部向足尖方向刮拭3~5分鐘，可用於治療目赤腫痛、痢疾、失眠。

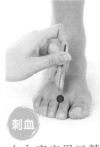

刺血

在內庭穴用三菱針點刺放血1~2毫升，可用於治療失眠多夢、頭痛等。

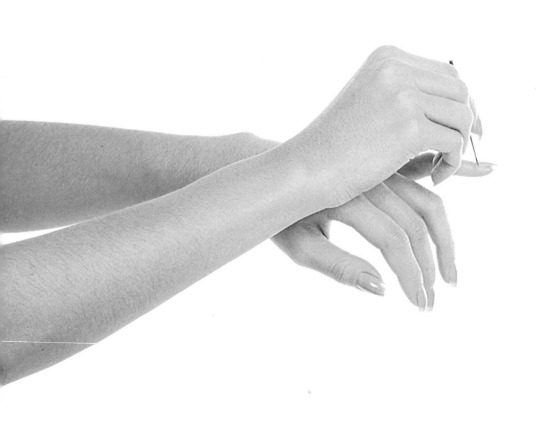

呵護女性的
12個特效穴位

每一個女人都想留住如花的容顏，而只有健康的生長環境才能開出美麗的鮮花。按摩，可以從內而外調理氣血，調出女人好氣色。常按摩一些特效的穴位，就可以消除或緩解皺紋、黑眼圈、月經不順等症狀，讓女人遠離煩惱。

105. 陽白穴——抬頭紋

陽白穴是面部美容保健中一個非常重要的穴位。眉毛稀疏、脫落者，按壓陽白穴，能刺激眉毛毛囊根部的營養和血液循環，促進眉毛的生長。

陽白

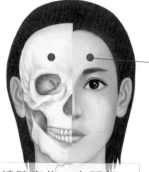

陽白

精確定位：在頭部，眉上1寸，瞳孔直上。

穴位功效

　　陽白穴是多條經脈的交會之處，屬於多氣多血的穴位，並且位於血管、神經豐富的面部區域，經常刺激可使面部紅潤，使膚色健康有光澤。

快速取穴：正坐，眼向前平視，自眉中直上1橫指處，即是陽白穴。

一穴多用

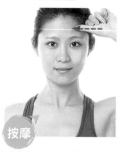

按摩
經常用拇指指腹揉按陽白穴，每次1~3分鐘，小細紋慢慢就會淡化。

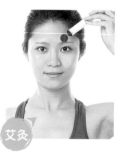

艾灸
用艾條溫和灸5~20分鐘，每天1次，可以淡化額紋。

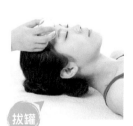

拔罐
用火罐留罐5~10分鐘，隔天1次，用於改善膚色。

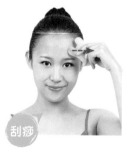

刮痧
從前向後刮拭3~5分鐘，每天1次，可用於治療口眼喎斜，面癱。

106. 承泣穴——黑眼圈

淚水不僅能滋潤、營養眼睛，維持眼房內正常的壓力，
還可宣洩情感，排除體內的毒素。承泣穴受到刺激後，
都會出現眼睛酸脹、淚水奪眶而出的感覺。

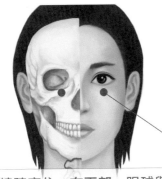

精確定位：在面部，眼球與
眼眶下緣之間，瞳孔直下。

承泣

承泣

穴位功效

　　承泣穴是穴位療法中治療眼疾非常重要
的穴位之一，也是有利於消除眼部疲勞的
穴位。它正好處在眼袋的位置。按摩此穴
對於減輕黑眼圈和眼袋有非常好的效果。

快速取穴：食指、中指
伸直併攏，中指貼於鼻
側，食指指尖位於下眼
眶邊緣處，即是承泣穴。

一穴多用

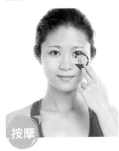

按摩

由於熬夜出現了黑
眼圈，用中指指腹
按揉承泣穴3~5分鐘
就可以改善。

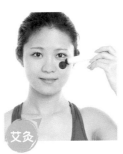

艾灸

用艾條溫和灸5~20
分鐘，每天1次，可
以減輕黑眼圈。

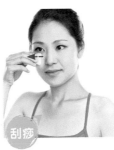

刮痧

從內向外刮拭3~5分
鐘，隔天1次，可以
治療白內障、口眼
喎斜等。

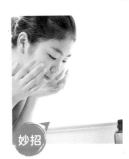

妙招

想要改善黑眼圈，除
了指壓之外，洗臉時
還可在臉盆中滴入幾
滴精油，進行薰蒸。

107. 地倉穴──口周皺紋

在面部諸多經穴裡，地倉聲名顯赫，主要是因為
在歷代醫家眼中，由面神經麻痹癱瘓引起的口眼
喎斜、難以閉合、流涎流淚，穴位治療大多離不
開地倉穴、頰車穴兩穴。

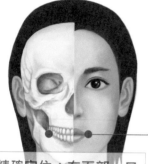

地倉

精確定位：在面部，口
角旁開 0.4 寸（指寸）。

地倉

快速取穴：輕閉口，口角旁
開 0.4 寸處，即是地倉穴。

穴位功效

　　按摩地倉穴，可刺激口輪匝肌，以
及面頰深層肌肉，使肌肉恢復彈性，起
到改善面部鬆弛、提拉嘴角的功效。

一穴多用

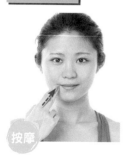

按摩

經常用拇指按壓地
倉穴，可活血潤
面、延緩口周皺紋
的出現。

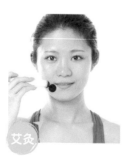

艾灸

用艾條溫和灸5~20
分鐘，每天1次，
可用於治療口眼喎
斜、牙痛、面癱。

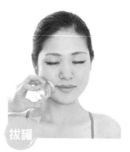

拔罐

用火罐留罐5~10分
鐘，隔天1次，可用
於治療面神經麻痹
癱瘓。

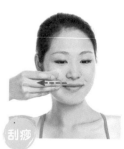

刮痧

從前向後刮拭3~5分
鐘，每天1次，可用
於治療牙痛、眼瞼
跳動不止。

108. 顴髎穴 —— 色斑粉刺

按摩顴髎穴可以保健腸胃，增強脾胃功能。中醫認為，脾主肌肉，脾胃功能良好的人，能為肌膚提供充足的營養，肌膚就會富有彈性而緊致，看起來要比同齡人年輕。反之，脾胃功能不好，肌膚就會彈性減弱、過早鬆弛。

顴髎

精確定位：在面部，顴骨下緣，目外眥直下凹陷中。

顴髎

穴位功效

在中醫學中，顴髎穴是面部美容的特效穴。常按摩可以改善面部血液循環，對色斑和粉刺有很好的調理和治療作用。

快速取穴：在面部，顴骨最高點下緣凹陷處，即是顴髎穴。

一穴多用

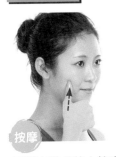

按摩

面頰有粉刺的人按摩顴髎穴會有痛感，每天用拇指指尖垂直按壓1~3分鐘。

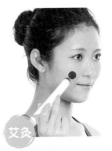

艾灸

用艾條溫和灸5~20分鐘，每天1次，可用於治療口眼喎斜、牙痛、目黃。

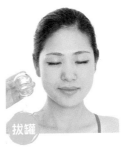

拔罐

用火罐留罐5~10分鐘，隔天1次，可用於治療粉刺。

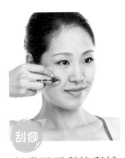

刮痧

經常用平刮法刮拭面部顴髎穴，可以淡化色斑。

109. 頰車穴──面部皺紋

古人認為，凡是面部的皮膚肌肉痙攣、腫脹，頸部腫大及耳聾、目糊等問題，都是氣血瘀阻所致。因而「只要此處（頰車）一通，內外上下皆無滯塞」，可見頰車穴的重要性。

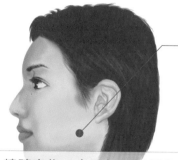

頰車

精確定位：在面部，下頜角前上方 1 橫指（中指），當咬肌隆起，按之有凹陷處。

頰車

穴位功效

　　中醫認為，胃經經過上齒，最後循行到頰車穴。因此，胃腸積熱引起的齒齦腫痛，以及外感風熱時引起的痄腮，都可通過頰車穴進行治療。

快速取穴：使勁咬牙，面部會有一塊地方凸出來一個包，那是咬肌，咬肌上有個窩兒，即是頰車穴。

一穴多用

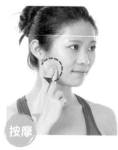

按摩
用手指輕輕按揉頰車穴，可以收緊肌膚、活血養顏，預防皺紋的出現。

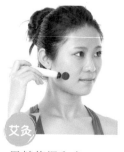

艾灸
用艾條溫和灸 5~20 分鐘，每天 1 次，可用於治療口眼喎斜、牙痛、痄腮。

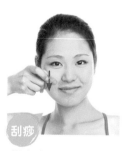

刮痧
從上向下刮拭 3~5 分鐘，每天 1 次，可用於治療牙關緊閉、齒痛等。

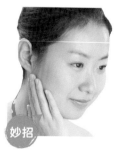

妙招
洗臉時，用手輕輕拍打該穴位及其周圍，有很好的美容作用。

110. 鳩尾穴——皮膚乾燥

鳩尾穴是任脈的絡穴，根據中醫經絡理論，凡在本經脈分佈經過處的疾病，或屬於本絡穴的虛實病症，都可取絡穴加以治療，因此只要是任脈或屬於鳩尾穴的疾病，都可取鳩尾穴治療。

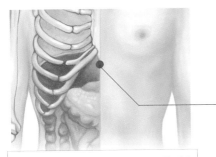

鳩尾

精確定位：在上腹部，胸劍結合部下1寸，前正中線上。

胸骨最下端

1 橫指→

鳩尾

快速取穴：從胸骨最下端沿前正中線直下1橫指處，即是鳩尾穴。

穴位功效

鳩尾穴有寬胸止痛、降逆止嘔、開竅醒神的功效，主治胸滿咳逆、咽喉腫痛、偏頭痛、哮喘、嘔吐、胃脘痛等症。

一穴多用

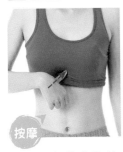

按摩

經常用拇指指腹按壓此穴，每次1~3分鐘，可使皮膚富有光澤，氣色飽滿。

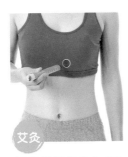

艾灸

用艾條溫和灸5~20分鐘，每天1次，可用於治療胃痛、小兒脫肛。

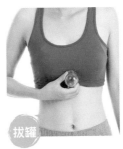

拔罐

用火罐留罐鳩尾穴5~10分鐘，隔天1次，可用於治療偏頭痛。

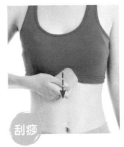

刮痧

用平刮法刮拭鳩尾穴3~5分鐘，隔天1次，可用於治療嘔吐。

111. 交信穴——調經養血止崩漏

經常按摩交信穴可活血化瘀、補血養血，還可以調節血壓，尤其適宜於高血壓患者。

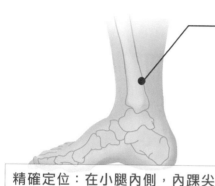

交信

快速取穴：先找到復溜穴，再前推 0.5 寸處，即是交信穴。

0.5 寸

復溜

交信

精確定位：在小腿內側，內踝尖上 2 寸，脛骨內側緣後際凹陷中。

穴位功效

交信穴有補脾益腎、清熱利濕、溫陽通便的功效，主治月經不順、經痛、子宮脫垂、便祕等症。

一穴多用

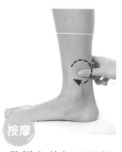

按摩

月經之前每天用拇指指腹按摩交信穴 1~3 分鐘，連續按摩 3~5 天。

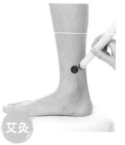

艾灸

用艾條溫和灸 5~20 分鐘，每天 1 次，可用於治療月經不順。

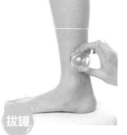

拔罐

用火罐留罐 5~10 分鐘，隔天 1 次，可用於治療貧血。

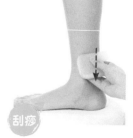

刮痧

從上向下刮拭交信穴 3~5 分鐘，可用於治療經痛。

112. 足臨泣穴──呵護女性乳房

足臨泣穴是八脈交會穴之一，與帶脈相通，另一方面又通過帶脈，與任、督、沖等脈緊密相連。可見，足臨泣穴雖只是足少陽經中的一個穴位，但它聯繫著的卻是全身所有的經脈。

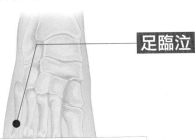

足臨泣

精確定位：在足背，第4、第5蹠骨底結合部的前方，第5趾長伸肌腱外側凹陷中。

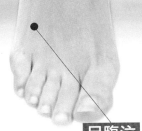

快速取穴：坐位，小趾向上翹起，小趾伸肌腱外側凹陷中，按壓有酸脹感處，即是足臨泣穴。

足臨泣

穴位功效

足臨泣穴有清熱消腫、通經活絡的功效，可以治療女性的乳房疾病，如乳腺炎、乳腺增生等。

一穴多用

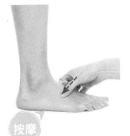

按摩

乳房脹痛時用拇指指腹揉按足臨泣穴，左右各揉按1~3分鐘，就能很快止痛。

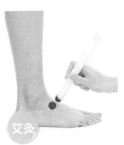

艾灸

用艾條溫和灸5~20分鐘，每天1次，可用於治療月經不順、頭痛、脅肋痛。

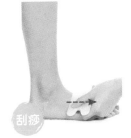

刮痧

用角刮法刮試足臨泣穴5~10分鐘，每日1次。對乳腺增生，乳房脹痛有很好效果。

113. 照海穴——月經不順

照海穴是八脈交會穴之一，與陰蹺脈相通。兩脈分別代表著陰陽二氣，主要功能與人的睡眠活動有關。因而照海穴除了具有滋陰清熱的作用外，還可平衡陰陽，寧神助眠。

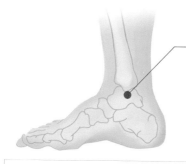

照海

精確定位：在踝區，內踝尖下1寸，內踝下緣邊際凹陷中。

快速取穴：坐位垂足，由內踝尖垂直向下推，至下緣凹陷處，按壓有酸痛感處，即是照海穴。

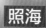

照海

穴位功效

照海穴有清熱利咽、溫經散寒、養心安神的功效，主治咽喉腫痛、氣喘、便祕、月經不順、經痛等。

一穴多用

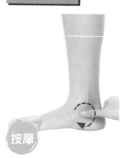
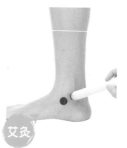
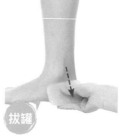
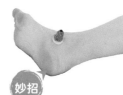

按摩　每天睡覺前用拇指指腹點揉照海穴，可以滋陰降火、補腎益氣。

艾灸　用艾條溫和灸5~20分鐘，每天1次，可用於治療月經不順、經痛。

拔罐　從踝關節向足底方向刮拭3~5分鐘，隔天1次，可用於治療咽喉乾燥、腳氣。

妙招　取一小瓣生蒜，切成大約硬幣厚度，施灸時將其放在照海穴上，可以加強治療效果。

114. 少府穴——外陰瘙癢

少府穴是手少陰經的滎穴，治療重點首先在心與神，手、足少陰經心腎相連，而腎主生殖，掌管水液排泄，腎又主骨，齒為骨之餘。所以，陰器（尿道、生殖器）病患、牙齒疼痛，都可取少府穴而治。

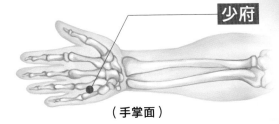

少府

（手掌面）

少府

精確定位：在手掌，橫平第5掌指關節近端，第4、第5掌骨之間。

穴位功效

少府穴能通達心、腎，能舒解心經、腎經的抑鬱之氣，所以可以醫治女性生殖器官部位的疾病，如遺尿、尿閉、外陰瘙癢等。

快速取穴：握拳，小指尖所指骨縫中，即是少府穴。

一穴多用

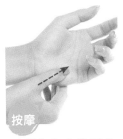

按摩

用拇指指尖按壓此穴，早、晚各1次，左右各揉按3~5分鐘。

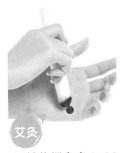

艾灸

用艾條溫和灸5~20分鐘，每天1次，可用於治療小便不利。

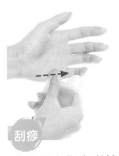

刮痧

從掌根向指尖刮拭3~5分鐘，隔天1次，可用於治療癰瘍、陰痛、心煩。

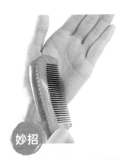

妙招

每天梳頭時，可用梳子梳理掌心，先從上往下梳，再從右往左橫梳，最後畫圈。

115. 少澤穴——通乳

少澤穴最善於清心中之火、通心之脈絡。若是心火上炎、心竅被蒙，則頭痛發熱、中風昏迷、眼耳炎症，諸症得起。如果心絡痺阻、心血不通，哺乳期女性則乳汁分泌過少，容易罹患乳腺炎。此時最好的經穴治療，就是選少澤穴而瀉。

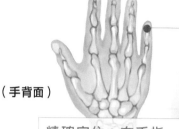

少澤

（手背面）

精確定位：在手指，小指末節尺側，距指甲根旁開 0.1 寸。

少澤

穴位功效

少澤穴是女性保健的重要穴位之一，有調氣血、通血脈的功能，是治療乳房脹痛和乳汁不通的主穴之一。另外，此穴還是治療昏迷、休克等症的急救穴。

快速取穴：屈小指，沿指甲底部與指尺側引線交點處，即是少澤穴。

一穴多用

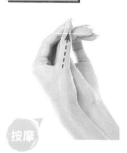

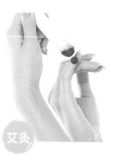

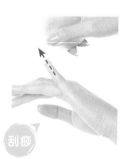

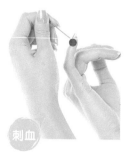

按摩
乳汁分泌不足時，用指甲尖端垂直下壓，每次掐按1～3分鐘。

艾灸
用艾條溫和灸5~20分鐘，每天1次，可用於治療心痛。

刮痧
從手指近端向遠端刮拭3~5分鐘，每天3~5次，可用於治療心痛、咽喉腫痛。

刺血
用三菱針在少澤穴點刺放血1~2毫升，可用於治療乳癰、產後缺乳。

116. 陽池穴——手腳寒冷

陽池穴是支配人體全身血液循環及激素分泌的重要穴位，只要刺激這個穴位，就可以使血液循環迅速暢通，並且平衡體內激素的分泌，讓身體變得暖和。

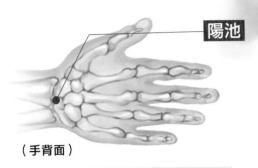

陽池

陽池

（手背面）

精確定位：在腕後區，腕背側遠端橫紋上，指伸肌肌腱的尺側緣凹陷中。

快速取穴：抬臂垂腕，背面，由第4掌骨向上推至腕關節橫紋，可觸及凹陷處，即是陽池穴。

穴位功效

因穴位處在手腕背側的凹陷中，故得名陽池，它是三焦經氣儲存留駐的地方。刺激陽池穴可以恢復三焦經的功能，將熱能傳達到全身。對手腳冰冷、腰寒等疾患有很好的治療效果。

一穴多用

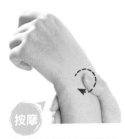

按摩

經常用拇指指腹按揉此穴，能溫暖全身，特別適合手腳冰涼的人。

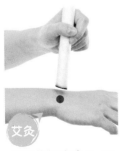

艾灸

用艾條溫和灸5~20分鐘，每天1次，可用於治療肩背痛、手腕痛。

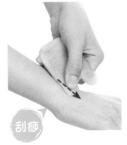

刮痧

從手指近端向指尖刮拭3~5分鐘，每天3~5次，可用於治療糖尿病。

妙招

可用吹風機將陽池穴吹到暖和即可，不可太靠近，以免燙傷皮膚。

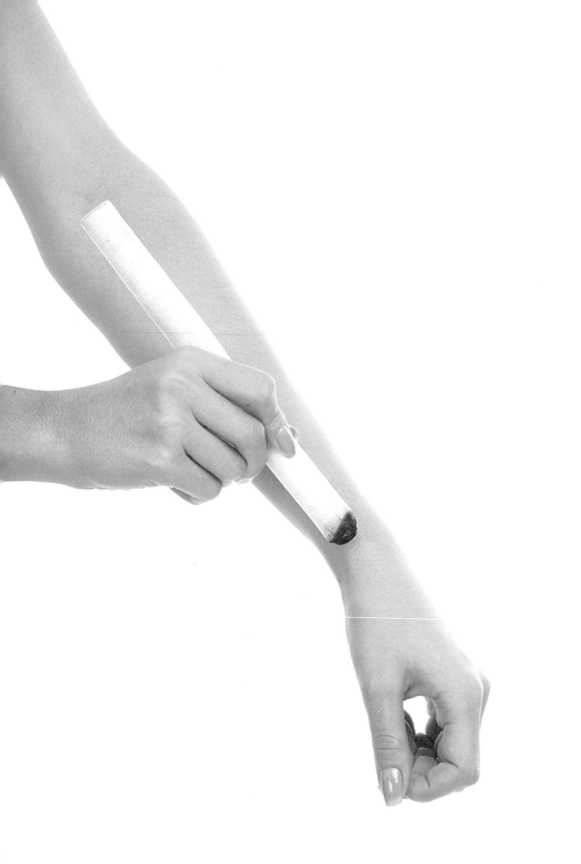

關愛男性的
14個特效穴位

腎虛是百病之源。許多男性由於腎臟精氣不足常出現精神疲乏、健忘、脫髮、腰脊酸痛、遺精陽痿等多種病症。其實這些男性的難言之隱，通過按摩一些特效穴位就可以達到治癒或緩解的目的。

117. 關元穴——固精養元

關元穴是「元陰、元陽交關之所」。元氣是人體的生發之氣，元氣虛弱，則各臟難安、百病易生。因此，人若要想身體健康長壽，首先得培補元氣、溫腎壯陽。

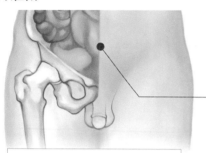

關元

精確定位：在下腹部，臍正中下 3 寸，前正中線上。

關元

肚臍

4 橫指

快速取穴：在下腹部，正中線上，肚臍中央向下 4 橫指處，即是關元穴。

穴位功效

關元穴是泌尿、生殖系統疾病的剋星。經常按摩關元穴對遺精、陽痿、早洩、前列腺炎的治療都大有裨益。

一穴多用

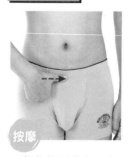 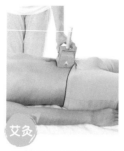 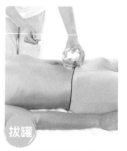 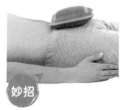

按摩 用拇指按壓此穴，有酸脹感為宜，每次按壓3~5分鐘。能培腎固本、調氣回陽。

艾灸 用艾盒溫和灸或隔薑灸5~20分鐘，每天1次，可用於治療各種虛勞。

拔罐 用火罐留罐5~10分鐘，隔天1次，用於治療癃閉、淋證。

妙招 指壓前，用熱水袋敷在關元穴上，可增加刺激時的舒適感。

118. 神闕穴──睡前常按補虧虛

中醫以臍養生，以臍療病，現已發展成為一門獨特的臍療學。大凡虛損性疾病，尤其人在急性虛脫時，以臍灸之，最能補氣益血、回陽固脫，救人於險境。

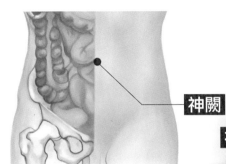

神闕

精確定位：在腹部，臍中央。

神闕

肚臍

穴位功效

　　神闕穴位於肚臍中央，歷來被視為養生保健的「要塞」，也是中醫學內病外治的首選部位。它內聯十二經脈、五臟六腑、四肢百骸，位處中、下焦之間，具有承上啓下的作用。

快速取穴：在腹部，肚臍中央即是神闕穴。

一穴多用

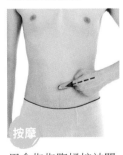

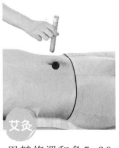

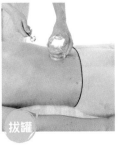

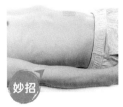

按摩

用食指指腹揉按神闕穴，有酸痛感，每次1~3分鐘。可使人精神飽滿、體力充沛。

艾灸

用艾條溫和灸5~20分鐘，每天1次，可用於治療腸鳴、腹痛、腹瀉、脫肛。

拔罐

用火罐留罐5~10分鐘，隔天1次，可以補氣益血。

妙招

可將肉桂、丁香、茴香、降香等中藥研成細末，做成貼劑黏在臍孔處。

119. 命門穴——強腰膝、補腎氣

命門，按字面上理解，即生命之門。但它在中醫裡卻有著特定的含義，一般是指生命之火起源的地方，也就是腎陽之氣聚集之處，因而平常人們所說的命門進補，其實就是益腎壯陽。

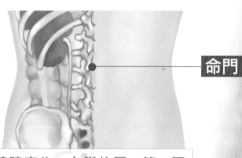

命門

命門

後正中線

肚臍水平線

精確定位：在脊柱區，第 2 腰椎棘突下凹陷中，後正中線上。

穴位功效

命門穴是人體的長壽大穴，也是益腎壯陽的要穴，對腎虛所致的泌尿生殖系統病症有著良好的療效。對於中老年人來說，經常搓擦命門可強腎固本、溫腎壯陽、延緩衰老。

快速取穴：肚臍水平線與後正中線交點，按壓有凹陷處，即是命門穴。

一穴多用

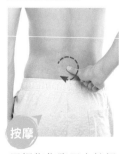

按摩

用拇指指腹用力按揉此穴，有強烈壓痛感，每次3~5分鐘。可改善陽痿、遺精。

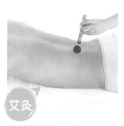

艾灸

用艾條溫和灸5~20分鐘，每天1次，可用於治療腰脊冷痛、遺精。

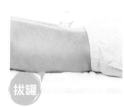

拔罐

用火罐留罐5~10分鐘，隔天1次，可用於治療腰腿痛、下肢痿痛。

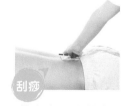

刮痧

從上向下刮拭命門穴30~50次，可益腎壯陽。

120. 氣海俞穴——提高性致、除腰痛

任脈之中有一氣海穴，足太陽膀胱經之中又有氣海俞穴，雖然前者在腹為陰，後者在背為陽，但兩者的出發點和歸宿點都是益氣補血。氣海穴和氣海俞穴搭配，既能相互配合，又有默契分工，簡直就是天作之合。

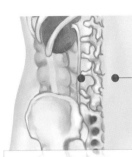

氣海俞

精確定位：在脊柱區，第3腰椎棘突下，後正中線旁開1.5寸。

2 橫指

肚臍水平線

1 個椎體

氣海俞

後正中線

穴位功效

氣海俞穴有疏通經脈、調和臟腑氣血的功效，可防治腰背酸痛、腰膝無力、陽痿等症。

快速取穴：肚臍水平線與脊柱相交椎體處，往下推1個椎體，下緣旁開2橫指處，即是氣海俞穴。

一穴多用

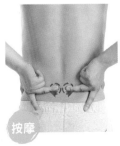

按摩

用兩手中指指腹按揉此穴，持續10分鐘。能強腰壯腎，益於提高性能力。

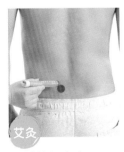

艾灸

用艾條溫和灸5~20分鐘，每天1次，可用於治療腰膝酸軟、水腫、痔瘡。

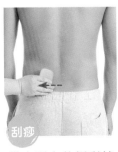

刮痧

從中間向外側刮拭3~5分鐘，隔天1次，可用於治療痔瘡、便血。

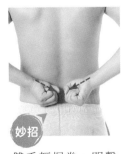

妙招

雙手輕握拳，叩擊氣海俞穴，配合上下來回按摩，效果更佳。

121. 腰陽關穴 ── 遺精、陽痿

腰陽關在第 4 腰椎，正好處於易受寒的中間地帶，又是陽氣通行的關隘，經絡不通，就會感到後背發涼，這時，只要打通腰陽關，所有的問題就迎刃而解了。

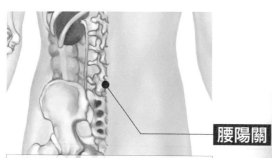

腰陽關

腰陽關

後正中線

髂前上棘

精確定位：在脊柱區，第 4 腰椎棘突下凹陷中，後正中線上。

穴位功效

　腰陽關穴為督脈陽氣通過之關。按摩此穴具有疏通陽氣、強腰膝、益下元等作用。主治腰骶痛、下肢痿痺、遺精、陽痿等症。

快速取穴：兩側髂前上棘連線與脊柱交點處，可觸及一凹陷，即是腰陽關穴。

一穴多用

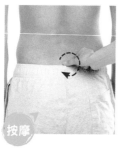

按摩

堅持每天用拇指指腹按揉此穴1~3分鐘，可調理遺精、陽痿。

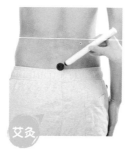

艾灸

用艾條溫和灸5~20分鐘，每天1次，可用於治療腰脊冷痛、遺精、陽痿等。

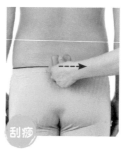

刮痧

從中間向外側刮拭3~5分鐘，隔天1次，可用於治療小便不利、腰痛等。

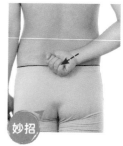

妙招

用拳叩擊腰陽關穴200次，長期堅持可以改善腰痛症狀。

122. 殷門穴——強健腰腿

點穴減肥是古老療法在 21 世紀的新突破。它完全摒棄化學合成藥物，靠調節特定區域的經絡，促進能量代謝，使脂肪分解，達到減肥的目的。而殷門穴就是腿部減肥的常用穴。

承扶

8橫指

殷門

殷門

精確定位：在股後區，臀溝下6寸，股二頭肌與半腱肌之間。

快速取穴：先找到承扶穴，承扶穴下8橫指處，即是殷門穴。

穴位功效

殷門穴有除濕散寒、緩痙止痛、通經活絡的功效，主治腰、骶、臀、股部疼痛等症，並且立竿見影，效果非常明顯。

一穴多用

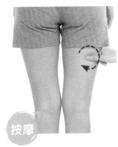

按摩

用拇指指腹按摩，或用小木槌敲打此穴，能通經活絡、疏通筋脈。

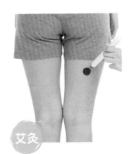

艾灸

用艾條溫和灸5~20分鐘，每天1次，可除濕散寒。

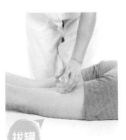

拔罐

用火罐留罐5~10分鐘，隔天1次，可用於治療下肢疼痛。

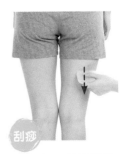

刮痧

從上向下刮拭殷門穴3~5分鐘，可以瘦腿。

123. 陰谷穴──遺尿、遺精

陰谷穴也是治療頸椎病的一個好穴位。中醫常說「腎主骨」，頸椎和椎體都是骨頭的一部分，所以揉陰谷穴可以治療頸椎病。

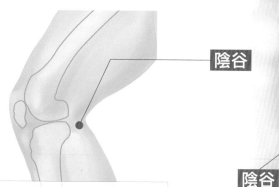

陰谷

陰谷

精確定位：在膝後區，膕橫紋上，半腱肌肌腱外側緣。

穴位功效

陰谷穴可疏通經絡、行氣活血、振奮陽氣，不僅對陽痿、早洩、遺精、前列腺炎等男性性功能障礙療效顯著，還能消除尿頻、尿急及神疲乏力、腰膝酸冷、精神萎靡等不適症狀。

快速取穴：在膕窩橫紋內側可觸及兩條筋，兩筋之間凹陷處，即是陰谷穴。

一穴多用

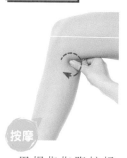

按摩
用拇指指腹按揉此穴，每次1~3分鐘，可提高男性性能力，遠離遺尿、遺精煩惱。

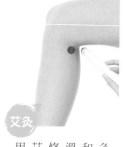

艾灸
用艾條溫和灸5~20分鐘，每天1次，可用於治療陽痿、疝氣等疾病。

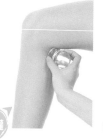

拔罐
用火罐留罐5~10分鐘，隔天1次，可用於治療小腿內側痛、膝痛。

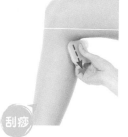

刮痧
從上向下刮拭3~5分鐘，隔天1次，可用於治療小便困難、癲狂、陰中痛等疾病。

124. 復溜穴——手足多汗、四肢乏力

對於陽痿、遺精、手足多汗等虛證，指壓此穴重在補益；對於肢體水腫、尿路感染等實證，指壓或按摩此穴偏於通利。

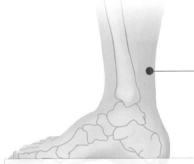

復溜

復溜

快速取穴：先找到太溪穴，向上量3橫指，跟腱前緣，按壓有酸脹感處即是。

精確定位：在小腿內側，內踝尖上2寸，跟腱的前緣。

3 橫指

太溪

穴位功效

復溜穴是足少陰腎經上的重要穴位，有補腎益氣的作用，對腹瀉、盜汗、四肢乏力、腰脊強痛等具有緩解、改善的功效。

一穴多用

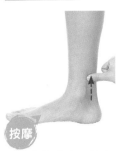

按摩

用拇指指腹由下往上推按此穴，左右腿各1~3分鐘。能改善腎炎，尤其適宜男性。

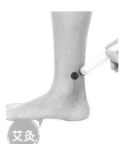

艾灸

用艾條溫和灸5~20分鐘，每天1次，可用於治療水腫、腹脹、盜汗。

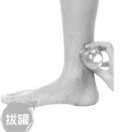

拔罐

用火罐留罐5~10分鐘，隔天1次，可用於治療腿痛、腸鳴腹瀉、水腫。

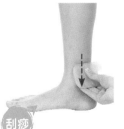

刮痧

從上向下刮拭3~5分鐘，隔天1次，可用於治療四肢乏力。

125. 漏谷穴——前列腺疾病

體內有濕邪是現代人的通病，而漏谷穴是人體的一個祛濕大穴，常按揉此穴，許多疾病會不知不覺地被化解掉。

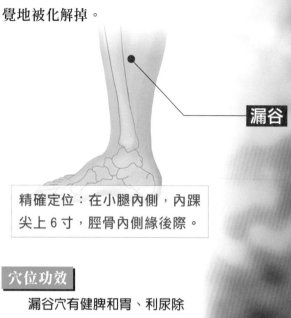

漏谷

漏谷

漏谷

← 4 橫指

三陰交

精確定位：在小腿內側，內踝尖上 6 寸，脛骨內側緣後際。

快速取穴：正坐垂足，三陰交直上 4 橫指，脛骨內側面後緣即是。

穴位功效

漏谷穴有健脾和胃、利尿除濕、通經活絡的功效，主治腸鳴、腹脹、腹痛、水腫、小便不利、腰腿疼痛、前列腺炎等病。

一穴多用

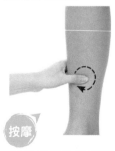

按摩

用拇指指尖垂直按揉此穴，可改善男性因勞累導致小腿酸麻脹痛。

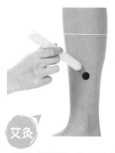

艾灸

用艾條溫和灸5~20分鐘，每天1次，可用於治療水腫、小便不利。

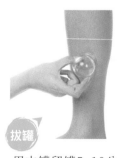

拔罐

用火罐留罐5~10分鐘，隔天1次，可用於治療下肢疼痛。

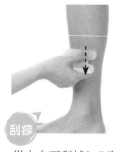

刮痧

從上向下刮拭3~5分鐘，隔天1次，可用於治療小便不利。

126. 足五里穴——通利小便

經常揉按足五里穴，可以改善腎臟和膀胱的亞健康狀態，預防腰酸背痛、尿頻、尿急等腎虛病症。

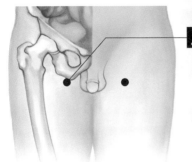

足五里

足五里

快速取穴：氣衝直下 4 橫指處，即是足五里穴。

精確定位：在股前區，氣衝直下 3 寸，動脈搏動處。

穴位功效

　　足五里穴也是人體的重要穴位，按摩此穴有行氣提神、通利水道的作用，主治腹脹、小便不通、陰囊濕癢等症。

一穴多用

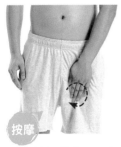

按摩

用手按揉此穴3~5分鐘，能緩解小便不暢、陰部濕癢、渾身無力。

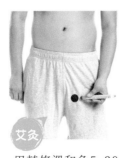

艾灸

用艾條溫和灸5~20分鐘，每天1次，可用於治療腹痛。

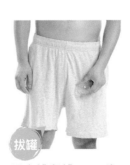

拔罐

用火罐留罐5~10分鐘，隔天1次，可用於治療小便不利。

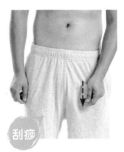

刮痧

從上向下刮拭3~5分鐘，隔天1次，可用於治療陰癢、陰囊濕疹。

註：艾灸、拔罐應直接對準皮膚，此圖僅為示意。

127. 箕門穴 —— 遠離難言之癢

經常用拇指指腹按揉箕門穴，對泌尿生殖系統有很好的保養作用。

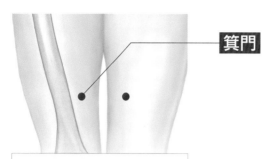

箕門

箕門

精確定位：在股前區，血海穴上 6 寸，長收肌和縫匠肌交角的動脈搏動處。

快速取穴：直立，大腿前下方凹陷處，即是中封穴。內側有一魚狀肌肉隆起，魚尾凹陷處，即是箕門穴。

穴位功效

箕門穴性平和，有較好的利尿去濕的功效，可以輔助治療男性陰囊濕疹。對小便不通、睪丸腫痛等也有良好的療效。

一穴多用

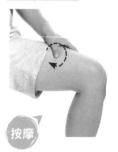

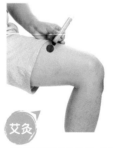

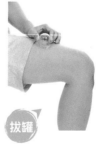

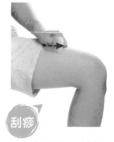

按摩
用拇指指腹揉按此穴，有酸脹感，每次左右各按1~3分鐘，對陰囊瘙癢有效。

艾灸
用艾條溫和灸5~20分鐘，每天1次，可用於治療小便不通。

拔罐
用火罐留罐5~10分鐘，隔天1次，可用於治療陰囊濕疹。

刮痧
用平刮法刮拭箕門穴10~30次，可有效緩解小便不通。

128. 中封穴——保養精血

中封穴是神與魂之封地，肝主筋，男子陽器為宗筋彙聚之所，肝氣血旺盛通暢，陽器才能行其令，故中封穴治療男科疾病有良效。

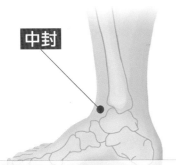

中封

快速取穴：坐位，趾上翹，足背可見一大筋，其內側、足內踝快速取穴：直立，大腿前下方凹陷處，即是中封穴。

中封

精確定位：在踝區，內踝前，脛骨前肌腱的內側緣凹陷處。

穴位功效

　　中封穴有溫經散寒、緩急止痛、補脾益腎的功效，主治內踝腫痛、足冷、腹痛、肝炎、遺精、小便不利等疾患。

一穴多用

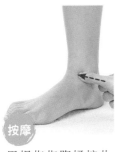

按摩

用拇指指腹揉按此穴，每次左右各3~5分鐘。男性多按摩，勝似吃補藥。

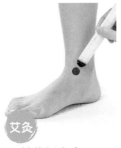

艾灸

用艾條溫和灸5~20分鐘，每天1次，可用於治療遺精、小便不利等。

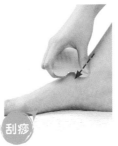

刮痧

從上向下刮拭中封穴10~20次，可改善內踝腫痛。

129. 太溪穴──補腎氣、處百病

在經絡中，足少陰與手少陰一脈相通，和足太陽互為表裡，能潤肺生津、疏理膀胱。在臟腑中，腎為母、肝為子，屬於腎經的太溪穴還能滋水涵木、益腎平肝。

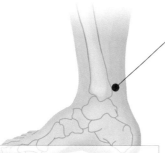

太溪

快速取穴：坐位垂足，由足內踝向後推至與跟腱之間凹陷處，即是太溪穴。

太溪

精確定位：在踝區，內踝尖與跟腱之間的凹陷中。

內踝尖

穴位功效

中醫認為，腎經發源於湧泉穴，通過太溪向外傳輸，太溪穴為腎之元氣停留和經過的地方，因此地位顯得尤為重要。太溪擅長治療腎虛所引發的病症，有固腎強腰膝的作用。

一穴多用

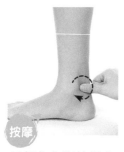 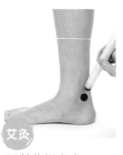 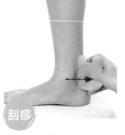 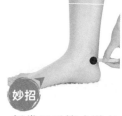

按摩 用拇指指腹按揉此穴，早晚各1次。對腎炎、膀胱炎、遺精等有效。

艾灸 用艾條溫和灸5~20分鐘，每天1次，可用於治療各種腎虛引起的症狀。

刮痧 從踝關節向跟腱方向刮拭3~5分鐘，可用於治療腎陰虛引起的虛熱證。

妙招 經常用牙籤或髮夾刺激太溪穴，可用於治療頭痛、眩暈、耳鳴等。

130. 商陽穴——強精壯陽

商陽穴是手陽明經的井穴，手陽明經內屬大腸，與肺互為表裡，所以，只要是發生於肺經和大腸經的急性疾病，都可取商陽穴治療。

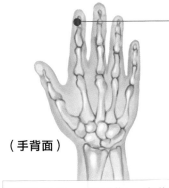

商陽

商陽

（手背面）

精確定位：在手指，食指末節橈側，指甲根角側上方0.1寸。

穴位功效

食指尖端的商陽穴，是使人延年益壽的穴位，經常按摩商陽穴，可強精壯陽、延緩衰老。此穴還有開竅、瀉熱、利咽喉的作用。有資料記載，點刺商陽放血，對於治療扁桃體炎有很好的療效。

快速取穴：食指末節指甲根角，靠拇指側的位置，即是商陽穴。

一穴多用

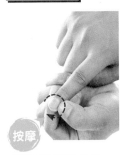
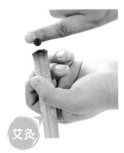
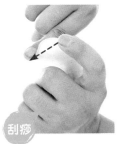
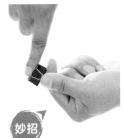

按摩
用拇指掐揉此穴，每次5~10分鐘，有明顯強精壯陽之效。

艾灸
用艾條溫和灸5~20分鐘，每天1次，可用於治療牙痛、耳鳴、耳聾。

刮痧
從手指近端向遠端刮拭3~5分鐘，每天3~5次，可用於治療咽痛、頸肩痛。

妙招
用小夾子夾住商陽穴，如產生強烈的刺激，效果會更佳。

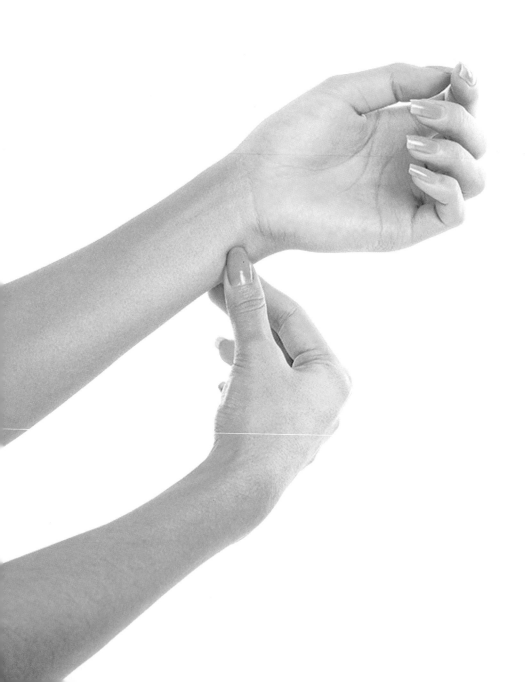

強壯孩子的
12個特效穴位

大人被按摩的時候，常痛得哇哇叫。兒童的保健按摩則簡
單得多，完全沒有成人按摩那麼複雜費力。就像下面的12
個動作，只要每天按摩1遍，每次10多分鐘，就能有效增強
孩子的抵抗力，促進消化吸收。年輕的父母們不妨把這當
成日常的遊戲，在陪孩子玩的過程中幫孩子增強抵抗力。

131. 開天門──精神不振

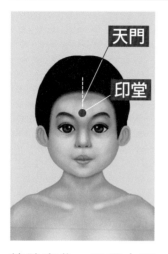

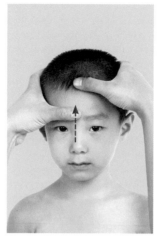

功效主治

醒腦祛風，鎮驚安神。
主治外感發熱、頭痛、
感冒、精神萎靡、驚悸
不安、驚風、嘔吐等。

精確定位：兩眉中間
（印堂穴）至前髮際正
中的一條直線。

按摩：拇指自下而上交替直推天門 30~50 次，叫
作開天門。若用兩拇指自下而上交替推至囟門，
就叫作大開天門。

132. 揉印堂──外感發熱

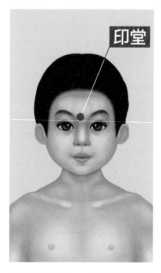

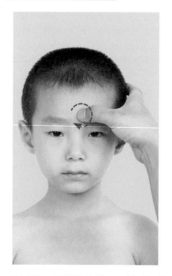

功效主治

安神鎮驚，明目通竅。
主治感冒、頭痛、驚
風、抽搐、近視、斜
視、鼻塞等。

精確定位：前正中線
上，兩眉頭連線的中
點處。

按摩：用拇指指甲掐印堂 3~5 次，叫作掐印堂穴；
用指端按揉印堂穴 30~50 次，叫作按揉印堂。

133. 揉天心——安神醒腦

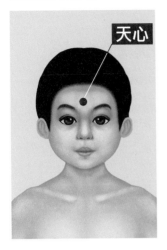

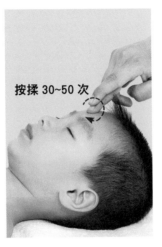

按揉 30~50 次

功效主治

安神醒腦,明目通竅。
主治頭昏、頭痛、眩
暈、失眠、鼻炎、鼻
竇炎等。

精確定位:印堂穴直上
額正中處。

按摩:用中指指端按揉天心 30~50 次,叫作揉
天心。

134. 推坎宮——明目護眼

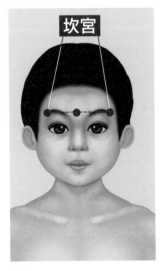

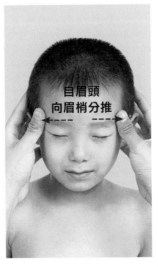

自眉頭
向眉梢分推

功效主治

疏風解表,醒神明目。
主治外感發熱、頭痛、
目赤痛、驚風、近視、
斜視等。

精確定位:自眉心起沿
眉向眉梢成一橫線。

按摩:用兩拇指螺紋面自眉頭向眉梢分推坎宮 50
次,叫作推坎宮,也叫作分陰陽。

135. 推六腑——緩解寶寶便祕

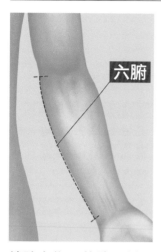

六腑

精確定位：前臂尺側，
陰池[1]至肘成一直線。

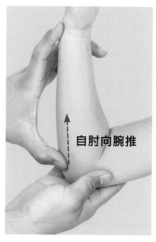

自肘向腕推

按摩：用拇指指腹從孩子的肘推向腕，推 100 次。

功效主治

清熱，涼血，解毒。
主治一切實熱病症，如
高熱、煩渴、驚風、咽
痛、大便祕結乾燥等。

注 1：推拿穴位名，位於
腕部掌側橫紋的尺側邊。

136. 推三關——風寒感冒

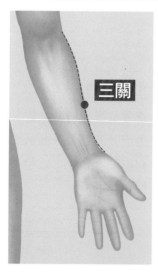

三關

精確定位：前臂橈側，
陽池穴至曲池穴成一
直線。

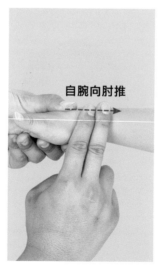

自腕向肘推

按摩：用拇指橈側面（外側）或食指、中指指腹
從孩子的腕推向肘，推 300 次。

功效主治

補氣行氣，溫陽散寒，
發汗解表。
主治氣血虛弱、病後
體弱、陽虛肢冷、腹
痛、腹瀉、斑疹、疹
出不透以及感冒風寒
等一切虛寒病症。

137. 推大橫紋 —— 消食導滯

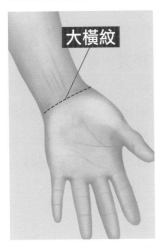

大橫紋

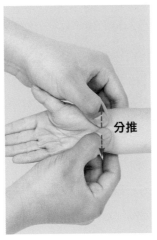

分推

精確定位：仰掌，掌後橫紋。近拇指端稱陽池，近小指端稱陰池。

功效主治

平衡陰陽，調和氣血，消食導滯，化痰散結。主治寒熱往來、腹瀉、腹脹、痢疾、嘔吐、食積、煩躁不安、痰涎壅盛。

按摩：兩拇指自掌後橫紋中（總筋）向兩旁分推大橫紋 50~100 次，叫作分陰陽；自兩旁（陰池、陽池）向總筋合推大橫紋 50~100 次，叫作合陰陽。

138. 推大腸經 —— 清利濕熱

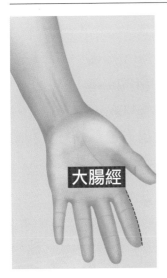

大腸經

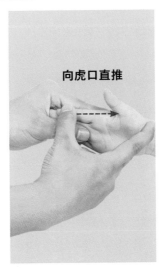

向虎口直推

精確定位：食指橈側緣，自食指指尖至虎口成一直線。

功效主治

補大腸能溫中止瀉，澀腸固脫；清大腸能清利濕熱，通腑導滯。主治腹瀉、脫肛、痢疾、便祕等。

按摩：從食指指尖直推向虎口 100~300 次，叫作補大腸；從虎口直推向食指指尖 100~300 次，稱清大腸。補大腸和清大腸，合稱推大腸。

139. 補腎精——補先天之不足

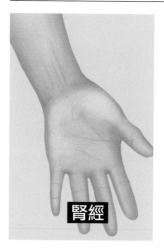

腎經

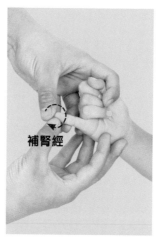

補腎經

功效主治

補腎益腦，溫補下元。
主治先天不足、久病
體虛、腎虛腹瀉、遺
尿、虛喘、膀胱蘊熱、
小便淋漓刺痛等。

精確定位：小指末節螺
紋面。

按摩：用拇指指腹旋推腎經 100~300 次，叫作補
腎經；向指根方向直推 50~100 次，叫作清腎經。
清腎經和補腎經合稱推腎經。腎經宜補不宜清，
需用清法時，多以清小腸代之。

140. 清心經——清熱瀉火

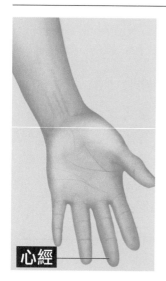

心經

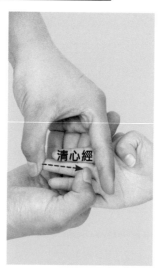

清心經

功效主治

清熱瀉火。
主治高熱神昏、五心
煩熱、口舌生瘡、小
便赤澀、心血不足、
驚惕不安等。

精確定位：中指末節螺
紋面。

按摩：用拇指指腹向孩子中指指根方向直推，推
100~300 次，叫作清心經。

141. 推肝經——平肝瀉火

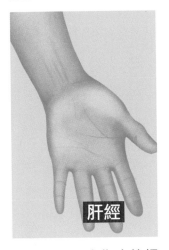

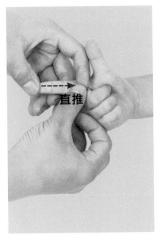

直推

功效主治

平肝瀉火，息風鎮驚，解鬱除煩。

主治煩躁不安、驚風、目赤、五心煩熱、口苦、咽乾等。

精確定位：食指末節螺紋面。

按摩：用拇指指腹旋推肝經50~100次，叫作補肝經；向指根方向直推肝經100~500次，叫作清肝經。補肝經和清肝經，合稱推肝經。肝經宜清不宜補，若需補時，常用補腎經代之。

142. 揉板門——消化食積

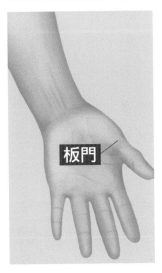

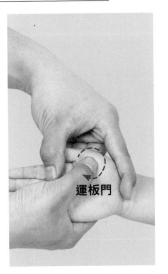

運板門

功效主治

健脾和胃，消食化積。

板門推向橫紋調腸止瀉，橫紋推向板門降逆止嘔。

主治食積、腹脹、食慾缺乏、疳積、嘔吐、腹瀉、氣喘、噯氣等。

精確定位：雙手手掌大魚際平面。

按摩：用指端揉板門100~300次，叫作揉板門，也叫運板門。用推法自指根推向腕橫紋，叫作板門推向橫紋。用推法自腕橫紋推向指根，叫作橫紋推向板門。

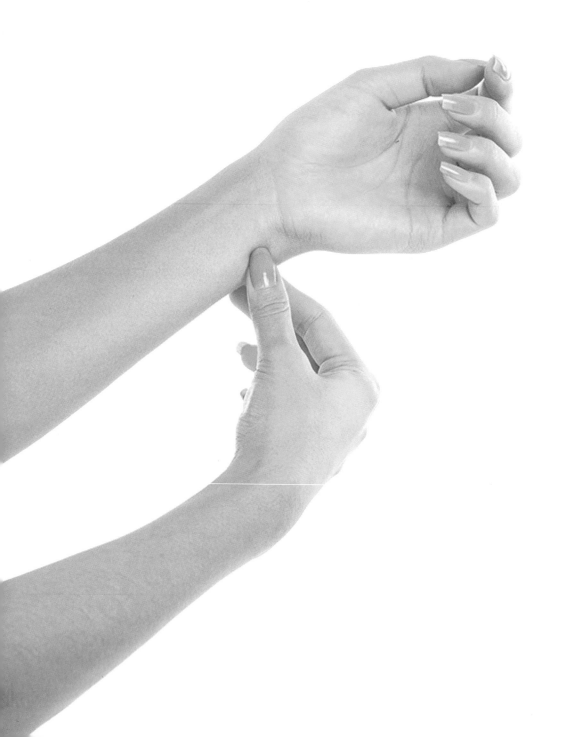

四季養生的
8個特效穴位

人體上的某些穴位，具有重要的養生保健功能。一年四季，長期堅持按摩這些穴位，可使人耳聰目明、精力旺盛、身體強健，能顯著提高人體免疫力，達到遠離疾病、益壽延年的效果。

143. 太陽穴——腦神經調節

屬經外奇穴。根據現代醫學研究，太陽穴附近的神經和血管組織分佈非常豐富，此穴自然就成了腦神經和腦血管功能最好的天然調節器。指壓太陽穴還可以增強頭側面部的血液循環，養顏美容護膚，去除眼角皺紋。

太陽

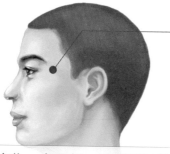

精確定位：在頭部，眉梢與目外眥之間，向後約1橫指的凹陷中。

禁
用力按壓

穴位功效

太陽穴是人體頭面部的重要穴位，是治療頭痛、眼疾等諸多病症的有效穴位。女性對太陽穴進行指壓，可消除眼周和面部的細紋；老年人經常按摩太陽穴，還有預防白內障的功效。

快速取穴：眉梢與目外眥連線中點向後 1 橫指，觸及一凹陷處，即太陽穴。

一穴多用

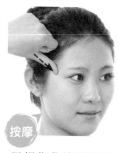

按摩

用拇指指腹稍用力按壓10~20次，能迅速解除疲勞，緩解重壓或脹痛感。

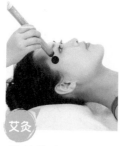

艾灸

用艾條雀啄灸太陽穴，上下反復20次，以感覺溫熱為宜。對頭部脹痛有效。

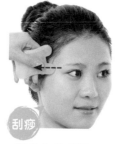

刮痧

從前向後刮拭3~5分鐘，隔天1次，可用於治療頭痛、癲癇、失眠、驚悸、目赤腫痛等。

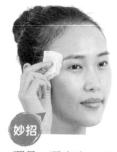

妙招

頭暈、頭痛時，可以使用風油精、清涼油、菊花水等，直接塗抹在太陽穴處。

144. 神門穴——安神固本

神門不僅在經絡理論中是向人體各個部位傳導經氣、輸送血液的重要穴位，在臨床實踐上，也是治療心臟和各種精神類疾病的要穴。其治療範疇非常廣泛，尤其是現代人頻發的心理疾病，完全可以選擇神門穴進行治療。

（手掌面）

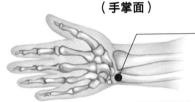

神門

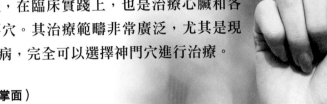

神門

精確定位：在腕前區，腕掌側遠端橫紋尺側端，尺側腕屈肌腱的橈側緣。

快速取穴：微握掌，另一手四指握住手腕，彎曲拇指，指尖所到凹陷處，即是神門穴。

穴位功效

神門穴是手太陰心經上的重要穴位之一，有鎮靜安神、補益心氣、暢通經絡的作用，常用來治療各種精神疾患，如神經衰弱、健忘、失眠等。神門穴屬心經，因此也可治療心血管疾病，如心絞痛等。

一穴多用

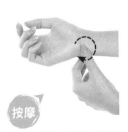

按摩

每天睡前用拇指按揉此穴5~10次，躺好後配合緩緩加深的呼吸，可快速入睡。

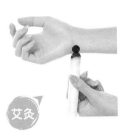

艾灸

用艾條溫和灸5~20分鐘，每天1次，可用於治療失眠、健忘、癲狂。

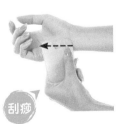

刮痧

從上向下刮拭3~5分鐘，隔天1次，可用於治療心悸、怔忡、失眠。

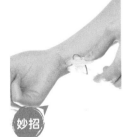

妙招

用小夾子夾住神門穴2秒鐘，然後放開，反復幾次，效果更佳。

145. 湧泉穴——人體生命之源

腎為人體陰陽精血之根，足少陰腎經起始於足底之下。中醫理論中人有「四根」，即耳根、鼻根、乳根和腳跟，其中以腳跟為四根之本。人們通常所說的「人老腳先衰，木枯根先竭」，就非常生動地證明了腳對健康的重要性。

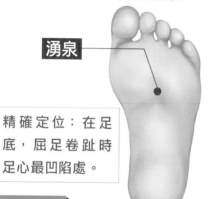

湧泉

湧泉

1/3

2/3

精確定位：在足底，屈足卷趾時足心最凹陷處。

快速取穴：卷足，足底前 1/3 處可見有一凹陷，按壓有酸痛感處，即是湧泉穴。

穴位功效

湧泉穴是全身最下部的腧穴，腎經經氣發源於此，並由此湧出灌溉全身四肢各處，所以，湧泉穴在人體養生、防病、治病、保健等各個方面都起到非常重要的作用。常按可增強體質，使人精力旺盛。

一穴多用

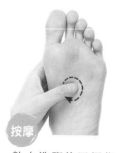

按摩

熱水洗腳後用拇指或中指揉動湧泉穴 3~5 分鐘，可增強免疫力。

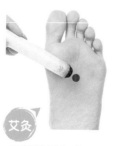

艾灸

用艾條溫和灸 5~20 分鐘，每天 1 次，可用於治療喉痹、頭頂痛。

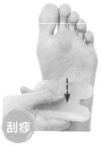

刮痧

從腳趾向足跟方向刮拭 3~5 分鐘，可用於治療頭暈、喉痹、小兒驚風。

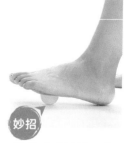

妙招

將乒乓球置於腳掌下，使其來回滾動，能刺激足底的神經，起到舒經活絡的作用。

146. 聽宮穴——耳聾、耳鳴

人的視力和聽力感知功能非常靈敏，在母親的子宮裡，聽覺功能就已開始出現，而且它直接影響人的智力發育。保護好耳朵和聽力，對維護人體的生命健康極為重要。

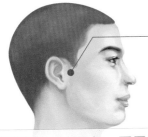

聽宮

精確定位：在面部，耳屏正中與下頜骨髁突之間的凹陷中。

聽宮

快速取穴：微張口，耳屏與下頜關節之間凹陷處，即是聽宮穴。

穴位功效

聽宮穴是手太陽小腸經最終的穴位，又是手少陽、足少陽和手太陽三脈之會穴，中醫認為其有開耳竅、止痛、益聰的作用，是治療耳部疾患的重要穴位。

一穴多用

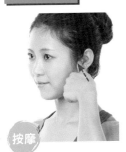

按摩

用拇指指腹按壓此穴，3秒後放開，可增加內耳血液循環、防止耳聾、耳鳴。

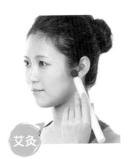

艾灸

用艾條溫和灸5~20分鐘，每天1次，可用於治療耳鳴、耳聾。

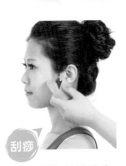

刮痧

用平刮法刮拭聽宮穴20~30次，可有效改善耳鳴症狀。

147. 睛明穴──讓眼睛明亮

睛明

睛明，只要觀其名，便可知該穴有明目之效。
另外，此穴還是手足太陽經、足陽明經、陽蹺
脈、陰蹺脈五條經脈相會之處；而且，腎與膀
胱互為表裡，故按壓睛明穴，不僅能滋腎養肝、
通絡明目，還可治療腰腎、膀胱疾病。

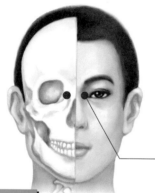

精確定位：在面
部，目內眥內上方
眶內側壁凹陷中。

睛明

禁
艾灸

穴位功效

　　睛明穴是治療眼部疾病常用穴，有疏
風清熱、通絡明目的作用。對於視力下降、
目赤腫痛、眼周皺紋、眼瞼水腫、黑眼圈、
夜盲症、視神經炎等眼部疾患均有良效。

快速取穴：正坐閉眼，手指
置於內側眼角稍上方，按壓
有一凹陷處，即是睛明穴。

一穴多用

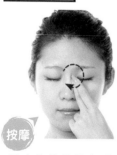

按摩

用中指指腹按揉此
穴，最好有酸脹感。
堅持1~2分鐘，就能
明顯緩解眼疲勞。

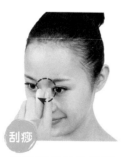

刮痧

用垂直按揉法按揉
睛明穴10~20次，
可改善眼部水腫和
黑眼圈。

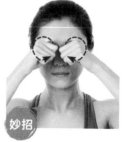

妙招

每天在睛明穴做眼
保健操，可以緩解
視疲勞，促進血液
循環。

148. 膻中穴──寬胸理氣除心煩

中醫認為，咳嗽、氣喘、呃逆，乃氣機疏泄不達而為；胸悶、胸痛，為氣血運行失暢所致；乳汁分泌過少，是氣虛不足無以養容化液之故。而治氣之穴，在胸部首推膻中，尤其是氣虛氣弱之症，取膻中穴治療尤為適宜。

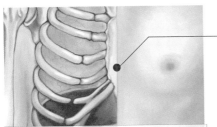

膻中

精確定位：在胸部，橫平第 4 肋間隙，前正中線上。

膻中

快速取穴：在胸部，兩乳頭連線中點處，即是膻中穴。

穴位功效

膻中穴主要用於治療呼吸、循環方面的疾病。配合內關穴進行指壓或按摩，可緩解心絞痛。此穴在兩乳中間，中醫認為能行氣開鬱，可治療乳房疼痛、產婦乳汁不足等病症。

一穴多用

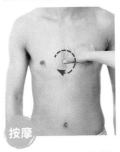

按摩

用拇指指腹用力按揉100次，每次按揉5秒，心煩鬱悶幾分鐘就會消失。

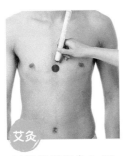

艾灸

用艾條溫和灸5~20分鐘，每天1次，可用於治療胸痛、咳嗽。

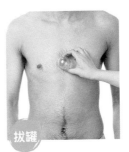

拔罐

用火罐留罐5~10分鐘，隔天1次，用於治療胸痛、心痛。

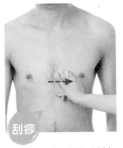

刮痧

從中間向兩邊刮拭3~5分鐘，隔天1次，可用於治療咳嗽、呃逆等疾病。

149. 氣海穴 —— 任脈之補虛要穴

天地之中江河湖水最後的彙聚之處，才能稱之為海；人身之中，諸氣相聚的部位，方有資格被譽為「氣海」。醫學專家普遍認為，氣海穴的最大作用，就是補益元氣。

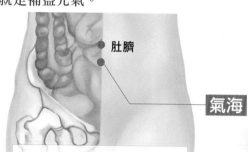

肚臍

氣海

精確定位：在下腹部，臍中下 1.5 寸，前正中線上。

氣海

禁
女性經量過多者禁艾灸

2 橫指

快速取穴：在下腹部正中線上，肚臍中央向下 2 橫指處，即是氣海穴。

穴位功效

氣海穴是調理一身之氣的，它是小腸經的募穴。中國傳統養生經驗認為，按摩氣海穴能使百體皆溫，臟腑皆潤，關係人的性命。按摩氣海穴可補腎虛、益元氣，主要用於治療生殖、泌尿方面的疾病。

一穴多用

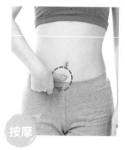

按摩

如果總是腹瀉，用拇指指腹按摩至有熱感為止，可改善腹瀉症狀。

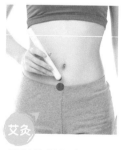

艾灸

用艾條溫和灸5~20分鐘，可用於治療各種氣虛證候及經痛、月經不順。

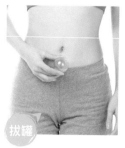

拔罐

用火罐留罐5~10分鐘，隔天1次，可用於治療癃閉、水腫、水穀不化。

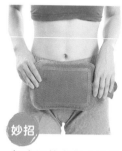

妙招

每晚用熱水袋（忌過燙）在氣海穴進行熱敷，能改善夜尿頻多、陰冷等症狀。

150. 血海穴——滋陰養血

女子「以血為本」，無論是健康、美容，還是維持最基本的月經和排卵週期，保證激素的正常分泌，都離不開陰血的營養與支撐。因此，血海穴是女性身體中最為重要的保健穴位之一。

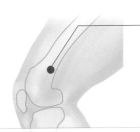

血海

血海

精確定位：在股前區，髕底內側端上2寸，股內側肌隆起處。

快速取穴：屈膝 90°，手掌伏於膝蓋上，拇指與其他四指約成 45°，拇指尖處即是血海穴。

穴位功效

　　血海穴有調經統血、健脾化濕、通經活絡的功效，能夠治療各種與血有關的病症，如月經不順、經痛等。

一穴多用

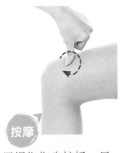

按摩
用拇指指尖按揉，早、晚各3~5分鐘，有微痛感，可緩解痛經，使肌膚細膩有光澤。

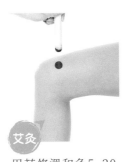

艾灸
用艾條溫和灸5~20分鐘，每天1次，可用於治療膝痛、濕疹等。

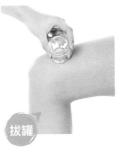

拔罐
用火罐留罐5~10分鐘，隔天1次，可用於治療濕疹。

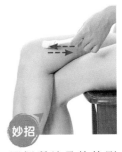

妙招
選擇質地柔軟的刷子，在血海穴上來回摩擦，也能起到很好的保健作用。

附錄　常見病症特效穴按摩

生活中的常見病症一般都可以通過穴位按摩來治療和緩解，針對一種病症，選取2個或2個以上主治相同或相近、具有協同作用的腧穴加以應用，會有更良好的治療效果。

病症	按摩穴位	精准取穴圖
感冒	太陽穴（178頁） 風池穴（62頁） 迎香穴（60頁）	
牙痛	下關穴（119頁） 頰車穴（144頁） 合谷穴（25頁）	
咳嗽	缺盆穴（37頁） 神堂穴（41頁） 身柱穴（70頁）	
發熱	列缺穴（74頁） 風池穴（62頁） 太淵穴（105頁） 少商穴（76頁）	
鼻炎	迎香穴（60頁） 印堂穴（58頁） 合谷穴（25頁）	
咽喉腫痛	水突穴（36頁） 廉泉穴（40頁） 列缺穴（74頁）	

病症	按摩穴位	精准取穴圖
噁心、嘔吐	厲兌穴（79頁） 石關穴（124頁） 間使穴（130頁）	厲兌　石關　間使
食欲缺乏	足三里穴（27頁） 脾俞穴（110頁） 太白穴（111頁） 衝陽穴（78頁）	足三里　脾俞　太白　衝陽
失眠	百會穴（30頁） 少衝穴（132頁） 內關穴（103頁）	百會　少衝　內關
健忘	通里穴（87頁） 內關穴（103頁） 太溪穴（166頁）	通里　內關　太溪
高脂血症	大橫穴（126頁） 勞宮穴（24頁） 足三里穴（27頁）	大橫　勞宮　足三里
高血壓	內關穴（103頁） 百會穴（30頁） 太陽穴（178頁） 風池穴（62頁）	內關　百會　太陽　風池

病症	按摩穴位	精准取穴圖
心絞痛	郄門穴（49頁） 神道穴（122頁）	
糖尿病	地機穴（47頁） 魚際穴（50頁） 三陰交穴（26頁）	
膽囊炎	膽俞穴（108頁） 中瀆穴（51頁）	
哮喘	肺俞穴（104頁） 風門穴（44頁） 缺盆穴（37頁） 魚際穴（50頁）	
貧血	小海穴（73頁） 神門穴（179頁） 血海穴（185頁）	
白內障	魚腰穴（59頁） 四白穴（61頁） 承泣穴（141頁）	

病症	按摩穴位	精准取穴圖
十二指腸潰瘍	肝俞穴（106頁） 公孫穴（134頁） 太衝穴（107頁）	
胃痛	足三里穴（27頁） 內關穴（103頁） 梁丘穴（113頁） 中脘穴（67頁）	
便秘	天樞穴（68頁） 大腸俞穴（91頁） 長強穴（71頁）	
腹瀉	神闕穴（155頁） 氣海穴（184頁） 水分穴（66頁）	
面神經麻痺	頭維穴（34頁） 巨髎穴（35頁） 合谷穴（25頁）	
三叉神經痛	太陽穴（178頁） 風池穴（62頁） 下關穴（119頁） 頰車穴（144頁）	

病症	按摩穴位	精准取穴圖
頸椎病	後溪穴（88頁） 風池穴（62頁） 風府穴（63頁）	
肩周炎	肩井穴（83頁） 肩貞穴（85頁） 中渚穴（90頁）	
坐骨神經痛	中渚穴（90頁） 環跳穴（92頁） 承扶穴（93頁）	
風濕性 關節炎	外關穴（45頁） 昆侖穴（99頁） 湧泉穴（180頁） 足三里穴（27頁）	
蕁麻疹	曲池穴（48頁） 血海穴（185頁） 足三里穴（27頁）	
更年期 症候群	三陰交穴（26頁） 陽池穴（151頁） 關元穴（154頁）	

病症	按摩穴位	精准取穴圖
乳腺增生	足臨泣穴（147頁） 肩貞穴（85頁） 少澤穴（150頁）	
月經不調	肝俞穴（106頁） 交信穴（146頁） 照海穴（148頁） 血海穴（185頁）	
前列腺肥大	中極穴（69頁） 漏谷穴（162頁） 足五里穴（163頁）	
陽痿	腎俞穴（114頁） 命門穴（156頁） 腰陽關穴（158頁）	
性欲減退	腎俞穴（114頁） 關元穴（154頁） 氣海俞穴（157頁）	
早洩	商陽穴（167頁） 陰谷穴（160頁） 太溪穴（166頁） 三陰交穴（26頁）	

人體的 150 個特效穴位 ：
讓你一看就懂、一學就會的對症按摩（二版）

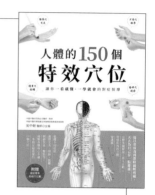

作　　　者	吳中朝
發 行 人	林敬彬
主　　　編	楊安瑜
編　　　輯	林奕慈、林子揚
內頁編排	方皓承
封面設計	彭子馨
編輯協力	陳于雯、高家宏
出　　　版	大都會文化事業有限公司
發　　　行	大都會文化事業有限公司
	11051 台北市信義區基隆路一段 432 號 4 樓之 9
	讀者服務專線：（02）27235216
	讀者服務傳真：（02）27235220
	電子郵件信箱：metro@ms21.hinet.net
	網　　　址：www.metrobook.com.tw
郵政劃撥	14050529　大都會文化事業有限公司
出版日期	2022 年 09 月二版一刷
定　　　價	380 元
I S B N	978-626-96370-0-3
書　　　號	Health+186

◎本書由江蘇科學技術出版社授權繁體字版之出版發行。
◎本書如有缺頁、破損、裝訂錯誤，請寄回本公司更換。

國家圖書館出版品預行編目 (CIP) 資料

人體的 150 個特效穴位：讓你一看就懂、一學就會的對
症按摩 / 吳中朝著 . -- 二版 . -- 臺北市：
大都會文化, 2022.09
192 面；　17x23 公分 . -- (Health+186)
ISBN 978-626-96370-0-3(平裝)

1. 穴位療法 2. 按摩 3. 中醫理論

413.915   111012923